BITTER
Segen für die
Gesundheit

Pflanzliche Bitterstoffe für
Verdauung, Gewicht, Energie
und Psyche.

Ulrike Köstler
BITTER Segen für die Gesundheit
Pflanzliche Bitterstoffe für Verdauung, Gewicht, Energie und Psyche.
verlag@forumviasanitas.org

© 2019 FORUM VIA SANITAS
Wissenschaftlicher Verlag für
Ganzheitsmedizin und Naturheilkunde
Höglwörthweg 82, 5020 Salzburg, Österreich
ZVR-Zahl: 067786042 LPD Salzburg
verlag@forumviasantias.org
www.forumviasanitas.org

Umschlaggestaltung, Layout und Satz: Marion Bauernfeind
Coverfotos: Alewiena_design / Shutterstock.com,
Yellow Stocking / Shutterstock.com
Druck und Bindearbeiten:
Johann Sandler GesmbH & Co KG, Österreich

ISBN: 978-3-200-06110-1

1. Auflage 2019
Alle Rechte vorbehalten. Übersetzung, Vervielfältigung, Verbreitung
oder elektronische Bereitstellung des Werkes (auch auszugsweise) nur
mit vorheriger schriftlicher Genehmigung des Verlages.

Das Werk wurde mit der gebotenen Sorgfalt auf Grundlage des
aktuellen Standes der Wissenschaft bei Drucklegung erstellt. Sämtliche
Angaben erfolgen ohne Gewähr. Sie ersetzen keinesfalls die fachliche Beratung im
individuellen Einzelfall. Eine Haftung des Verlages oder der
Autorin ist ausgeschlossen. Bei Fragen wenden Sie sich bitte an den Verlag,
die Autorin oder einen Arzt oder eine Apotheke Ihres Vertrauens.

O, große Kräfte sind's, weiß man sie recht zu pflegen,
die Pflanzen, Kräuter, Stein' in ihrem Innern hegen.
(William Shakespeare)

Inhaltsverzeichnis

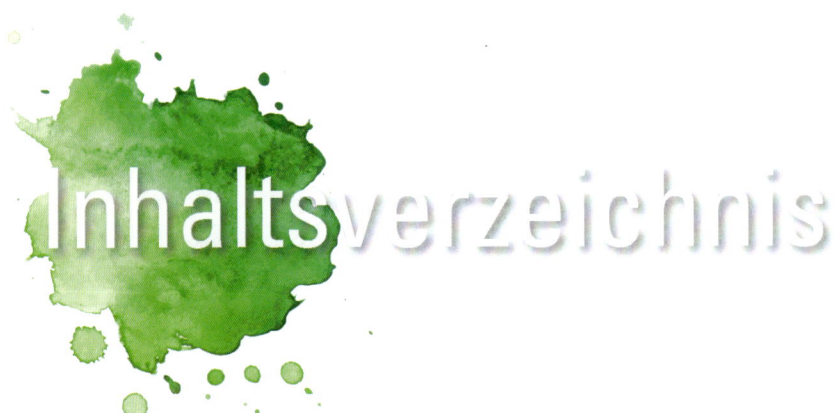

04	Inhaltsverzeichnis
07	Geleitwort FORUM VIA SANITAS
09	Bitterstoffe? Noch nie gehört!
11	Bitter - ein ungeliebter Geschmack?
13	Was sind pflanzliche Bitterstoffe?
17	Bitter - bitterer - am bittersten?

Bitterkäuter in den verschiedenen Heiltraditionen und Medizinsystemen.

- 21 Bitterkräuter in der TEM
- 25 Bitterkräuter in der TCM
- 27 Bitterkräuter im Ayurveda
- 31 Bitterkräuter in der TTM

Bitterstoffe und Gesundheit.

- 39 Bitterstoffe - ein Segen für Verdauung und Darm
- 51 Bitterstoffe als Turbo für Psyche und mentale Stärke
- 55 Mehr Energie im stressigen Alltag. Kraftquelle Bitterstoffe
- 59 Bitter gegen sauer. Bitterstoffe für einen ausgeglichenen Säure-Basen-Haushalt
- 63 Bitterstoffe - Helfer der Leber
- 69 Turbo für den Stoffwechsel
- 71 Bitterstoffe stoppen den Heißhunger
- 73 Bitterkräuter - Geheimtipp für strahlend schöne Haut!
- 75 Bitterstoffe verbessern die Eisenaufnahme bei Eisenmangel und Anämie
- 79 Für eine starke Immunabwehr

Die Kraft der Bitterkräuter dieser Welt!

- 83 Die besondere Heilkraft der heimischen und alpinen Kräuter
- 85 Engelwurz, Angelica archangelica
- 89 Enzian, Gentiana lutea
- 93 Fenchel, Foeniculum vulgare
- 97 Kalmus, Acorus calamus
- 101 Kümmel, Carum carvi
- 105 Lavendel, Lavandula angustifolia
- 109 Löwenzahn, Taraxacum officinale
- 113 Majoran, Origanum majorana
- 117 Mariendistel, Silybum marianum
- 121 Melisse, Melissa officinalis
- 125 Schafgarbe, Achillea millefolium
- 129 Wermut, Artemisia absinthium

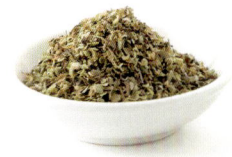 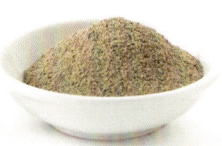 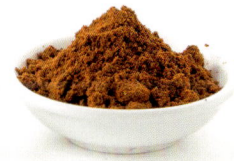 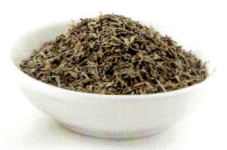

Die (Ge-) Würze des Lebens - exotische Gewürzkräuter.

- 135 Die heilkräftigen Geheimisse der exotischen Gewürzkräuter
- 137 Galgant, Alpinia officinarum
- 141 Gewürznelke, Caryophyllus aromaticus
- 145 Ingwer, Zingiber officinalis
- 149 Kardamom, Elettaria cardamomum
- 151 Koriander, Coriandum sativum
- 155 Bitterorange, Citrus aurantium
- 159 Zimt, Cinnamom verum
- 163 Zitwerwurzel, Curcuma zedoaria

Geheimnisse der Bitterkräuter in der praktischen Anwendung.

- 167 Bitteres will geschmeckt sein
- 173 Bitter hat Tradition - geheime Elixiere aus der Klosterheilkunde
- 175 Bitterkräuter: Tee oder Tinktur? Was soll ich nehmen?
- 176 Wie und wann können Bittertropfen angewendet werden?
- 178 Die Anwendung von Kräuterbittertropfen: wieviel und wann?

Jungbrunnen Bitterkur.

- 183 Kuranwendung pflanzlicher Bitterstoffe für Lebenslust und Tatendrang
- 185 Wie läuft´s: Kurprogramm mit pflanzlichen Bitterstoffen

- 190 Literaturverzeichnis
- 191 Publikationen
- 192 Autorin - Coautor

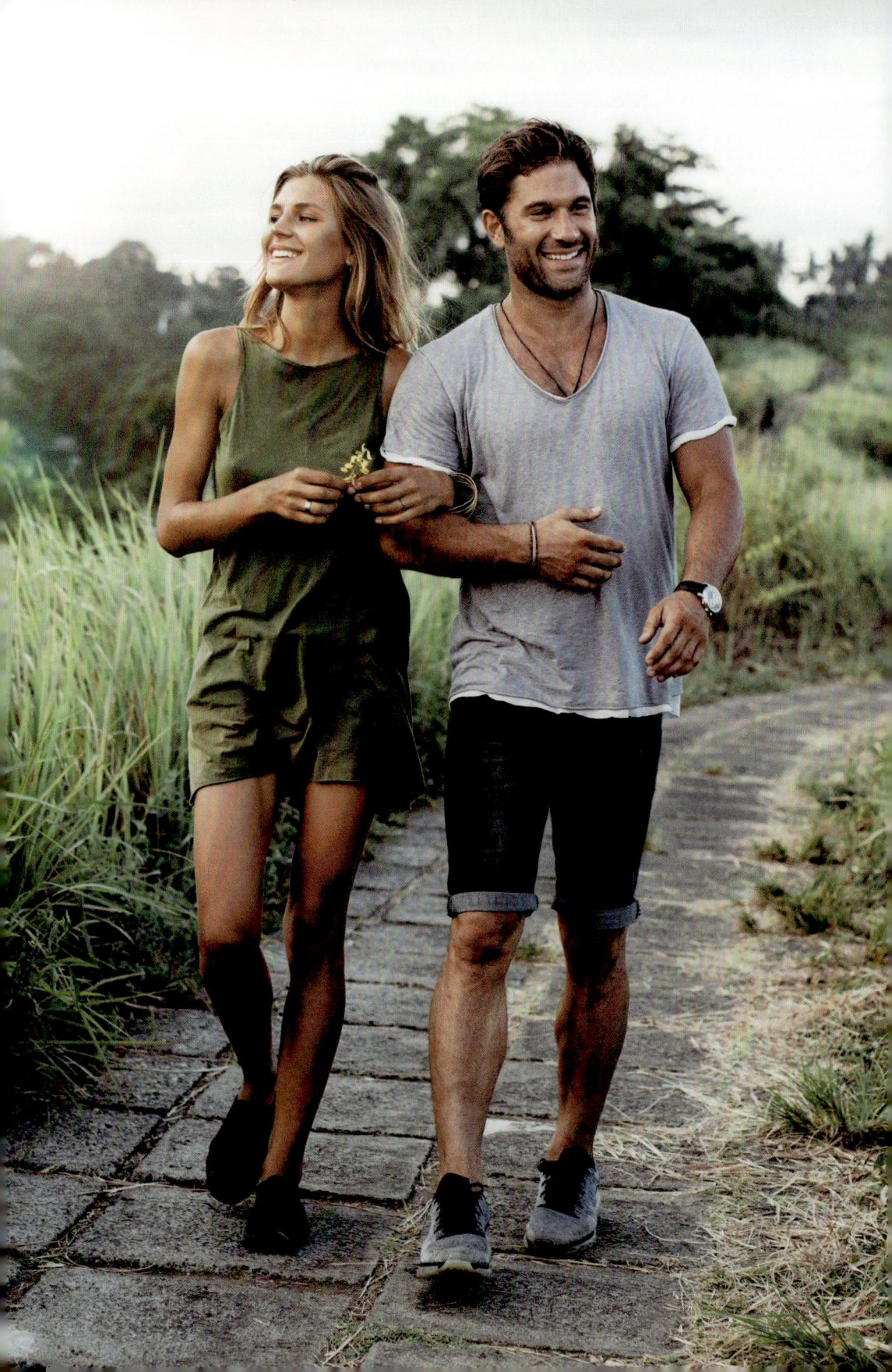

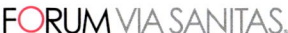

Geleitwort

Bitter ist gesund
Pflanzen sind seit Jahrtausenden der ursprünglichste Weg zur Gesundheit! Sie enthalten wertvolle natürliche Bitterstoffe die schon früh als heilsam erkannt wurden. Gute Medizin schmeckt bitter. Das wussten die Heiler des Altertums ebenso wie Hildegard von Bingen und Paracelsus. Erst das „Bittere" lehrt uns, die „Süße" des Lebens in Gesundheit zu schätzen.

Bitterstoffe dürfen in der täglichen Ernährung nicht fehlen, denn sie sind wertvolle Begleiter am Weg der Gesundheit. Sie erhalten die Gesundheit und bringen Erleichterung bei verschiedenen Krankheiten und Leiden. Mit diesem Buch von Ulrike Köstler erfahren Sie, wie Bitterstoffe Ihnen helfen können, Ihre Gesundheit selbst in die Hand zu nehmen.

Gesundheit ist planbar
Jeder Mensch ist individuell. Und hat besondere Bedürfnisse am eigenen Weg der Gesundheit.

Das FORUM VIA SANITAS möchte Sie auf Ihrem persönlichen Weg begleiten. Mit iQest® - einem innovativen Gesundheits-Check, damit Sie genau wissen, wo Sie gesundheitlich stehen und welche persönlichen Risikofaktoren zu beachten sind. Melden Sie sich zum Newsletter an, damit wir Sie informieren können: www.forumviasanitas.org/iqest

Herzlichst

Siglinde Grillhofer
Präsidentin des FORUM VIA SANITAS

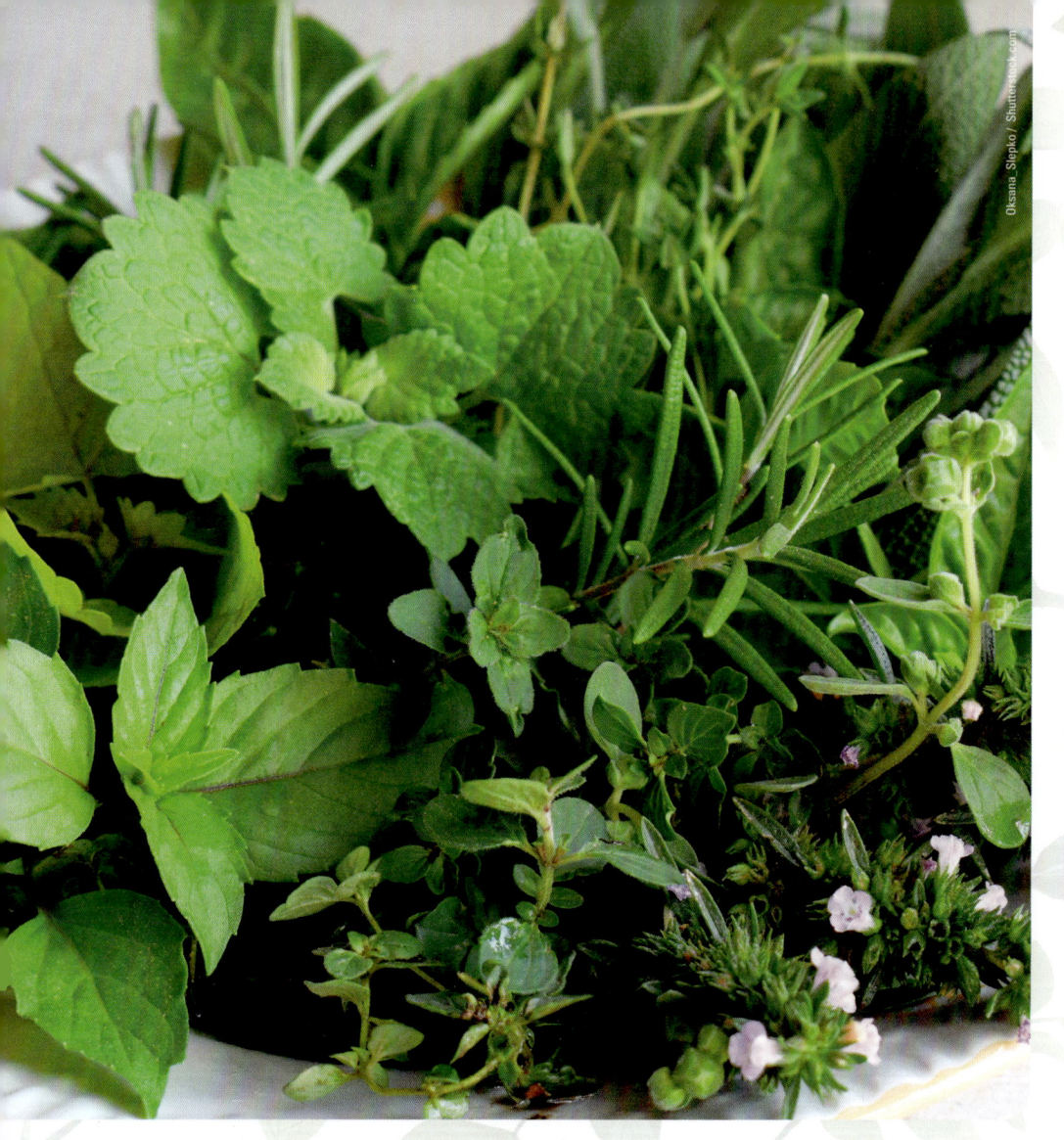

Kraft der Bitterstoffe

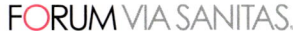

Bitterstoffe? Noch nie gehört!

Natürliche Bitterstoffe als fester Bestandteil unserer täglichen Ernährung sind völlig aus unserem modernen Fokus verschwunden. Das Wissen um die besondere Kraft der Bitterkräuter als traditionelles Heil- und bewährtes Hausmittel ist fast verloren gegangen.

Unsere Ernährungsgewohnheiten und unser Lebensstil haben sich in den letzten Jahrzehnten sehr geändert. Unser hektischer und gestresster Alltag ist geprägt von raschen Einkäufen und schnell zubereitetem Essen. Fast-Food, Fertigprodukte und das immer gleiche Sortiment im Supermarkt prägen unseren täglichen Speiseplan. Die Gemüseabteilung der Discounter bieten ein standardisiertes Angebot an Tomaten, Gurken und Paprika aus dem Glashaus. Falls Radicchio, Rosenkohl und Endiviensalat angeboten werden, sind aus diesen modernen Züchtungen die meisten natürlichen Bitterstoffe herausgezüchtet. Alte traditionelle Gemüsesorten mit aromatischen Herb- und Bitterstoffen, findet man mittlerweile wieder bei kleinen bäuerlichen Direktvermarktern.

Auch unser Geschmacksempfinden und damit unsere geschmacklichen Vorlieben, haben sich in den letzten Jahrzehnten sehr verändert.

Der Mensch verfügt grundsätzlich über 5 Geschmackssinne: süß, sauer, salzig, scharf und bitter. Als 6. Geschmackssinn wird auch häufig umami (fleischig) erwähnt. Durch das übertriebene Angebot von stark gesüßten, gesalzenen oder mit Geschmacksverstärkern „gewürzten" Speisen, ist unser Geschmackssinn sehr einseitig geprägt. Das Verlangen nach süß und salzig steigt immer mehr. Die feinen ausgleichenden herben und bitteren Geschmacksnuancen, die ein befriedigendes und abgerundetes Geschmackserlebnis perfekt machen, fehlen zumeist.

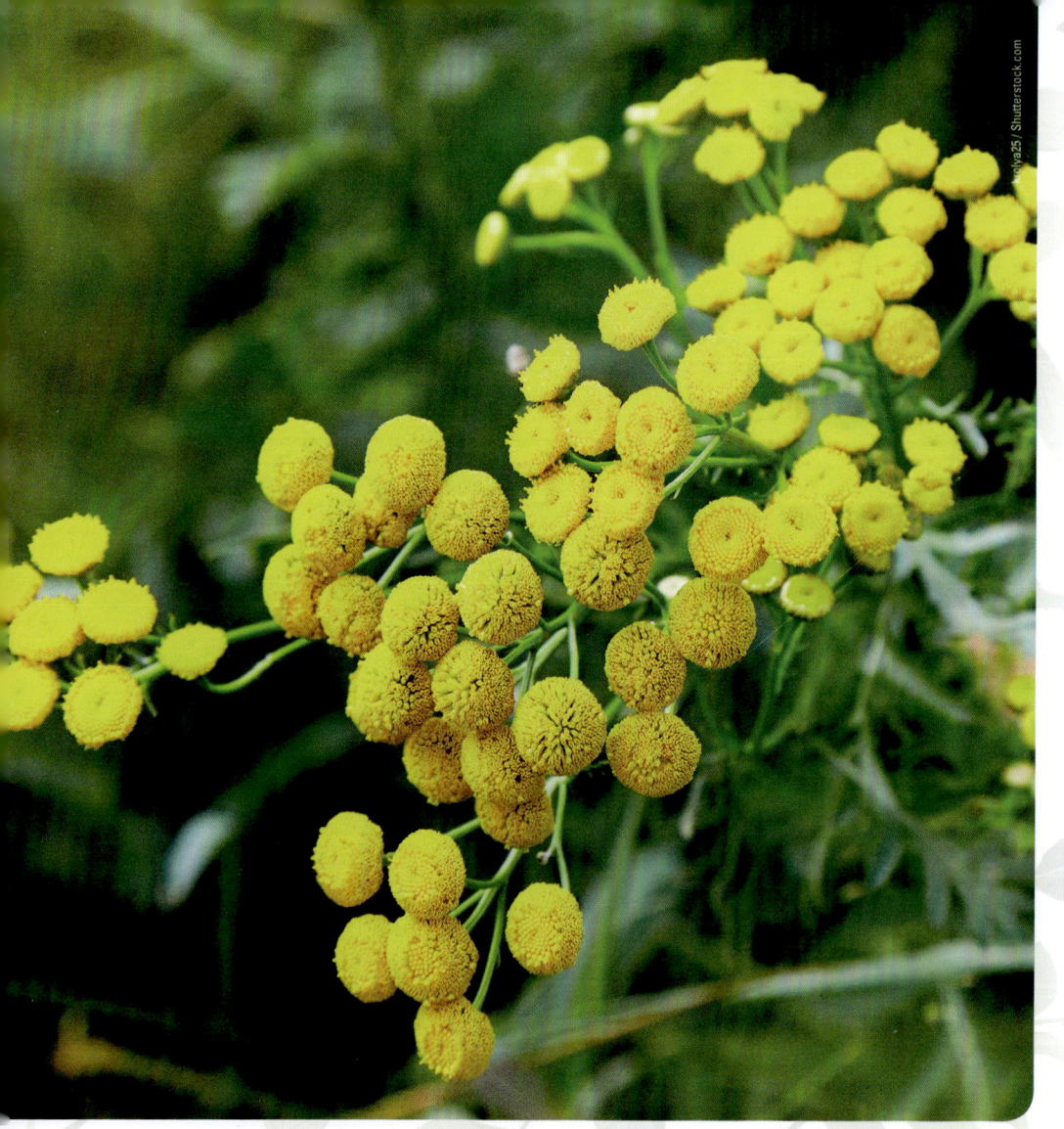

Bitterempfinden

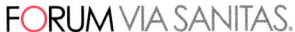

Bitter - ein ungeliebter Geschmack?

Wann haben Sie zuletzt eine bittere Geschmacksempfindung bewusst wahrgenommen? Kommen bittere Speisen in Ihrer täglichen Ernährung vor?

Im Vergleich zu den Geschmacksrichtungen süß, salzig, sauer und scharf ist bitter eine starke Geschmacksqualität, die die meisten Menschen, zumindest in Europa, als unangenehm empfinden und daher gerne vermeiden. Bittere Speisen oder pflanzliche Bitterstoffe nehmen wir über die Geschmacksnerven direkt im Mund war. Die Bittergeschmacksknospen sitzen am Zungengrund ganz hinten im Mund.

Die Wahrnehmung und Reaktion auf Bitterstoffe ist sehr individuell und wird von jedem Menschen anders wahrgenommen. Das Bitterempfinden hängt von der jeweils aktuellen und individuellen Speichelzusammensetzung ab. Wie der bittere Geschmack wahrgenommen wird, ist auch abhängig vom Alter, Gesundheitszustand, Temperament und von der Persönlichkeit, ja sogar von der hormonellen Situation. In der Schwangerschaft und unter Stress ist das Empfinden für bitter stark reduziert, genauso wie bei Rauchern und bei gewisser Medikamenteneinnahme. Kinder sind wesentlich empfindlicher auf Bitterstoffe als Erwachsene, denn mit zunehmendem Alter nimmt die Anzahl der Geschmacksknospen ab. Die Wahrnehmung für den bitteren Geschmack ist auch beim Einzelnen nicht immer gleich, denn die Geschmacksknopsen erneuern sich alle 6-8 Tage. Es gibt auch einen Gewöhnungseffekt. Regelmäßige Biertrinker werden gegenüber Bitterstoffen zunehmend unempfindlich und die Bitterstoffe haben weniger Effekt. Um von der gesundheitlichen Wirkung der Bitterstoffe zu profitieren, sind diese auch an den bitteren Geschmack gebunden. Bitter will also auch geschmeckt werden, der bittere Geschmack sollte also nicht verfälscht oder abgeschwächt werden.

Chamille White / Shutterstock.com

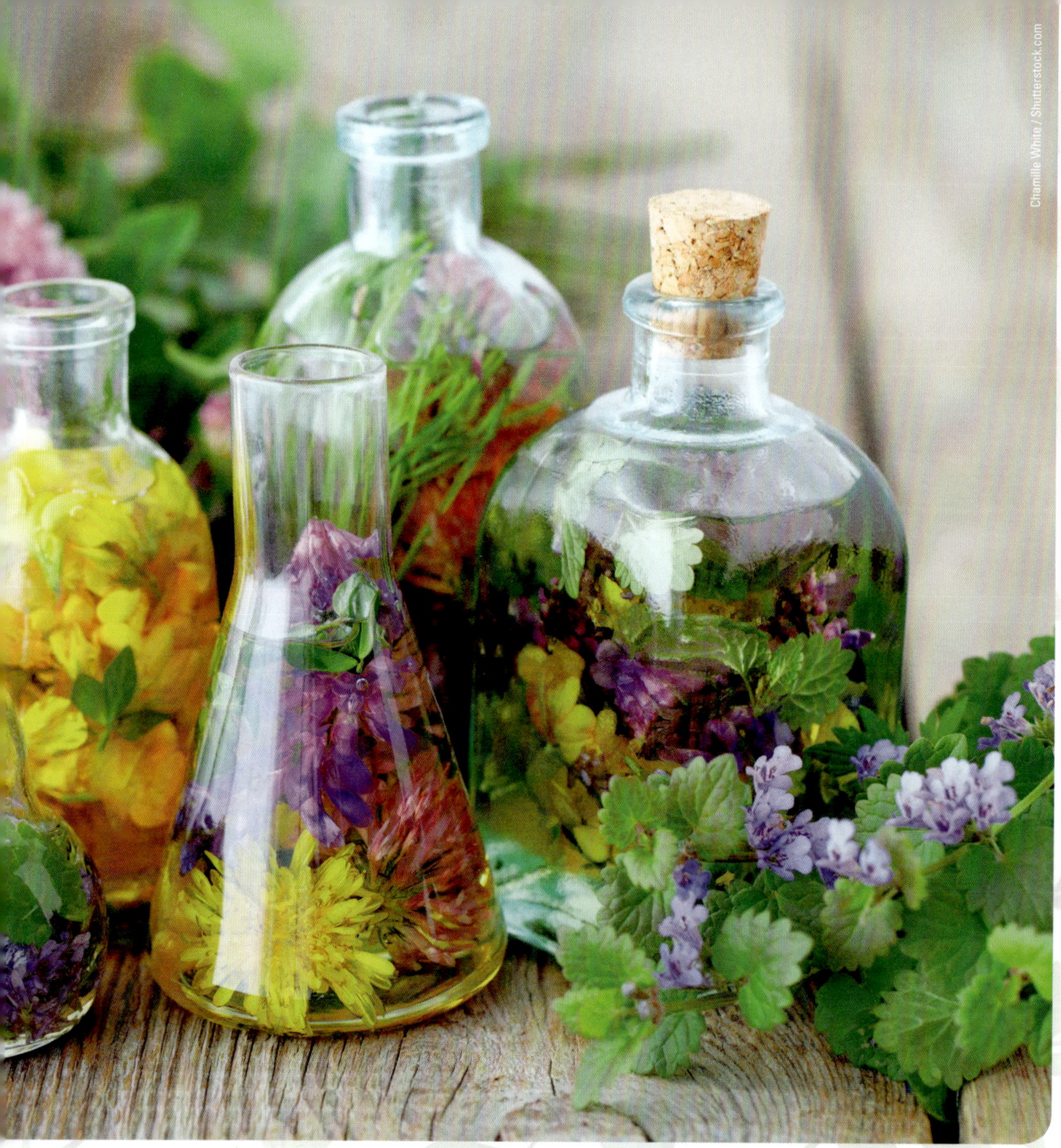

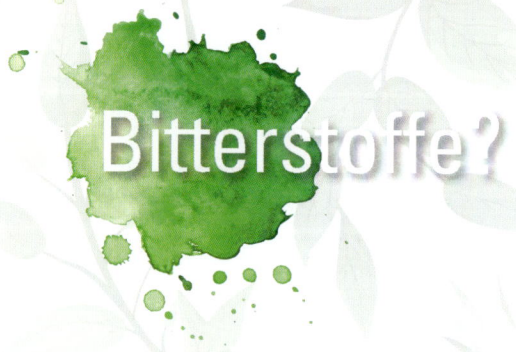

Bitterstoffe?

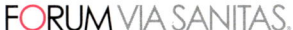

Was sind pflanzliche Bitterstoffe?

Natürliche Bitterstoffe kommen in zahlreichen Pflanzen vor. Für die Pflanzenwelt erfüllen sie eine überlebenswichtige Funktion: sie schützen vor natürlichen Fressfeinden, wehren Insekten und Schnecken ab und verhindern, das sich Parasiten, Bakterien und Pilze ansiedeln.

Von diesem biologischen Mechanismus können auch wir Menschen profitieren. Sie kennen sicher den Spruch, mit dem mich meine Großmutter schon in der Kindheit überzeugen wollte: „Medizin muss bitter schmecken!" Pflanzliche Bitterstoffe können auch unsere Gesundheit unterstützen. Bitterstoffreiche Pflanzen gehören in allen Heiltraditionen dieser Welt zum bewährten Heilwissen. Unter den heimischen und alpinen Heilkräutern finden sich wahre Schätze an bitterstoffreichen Pflanzen, die als über Generationen bewährte Rezepturen zur Verfügung stehen. Die traditionelle Klosterheilkunde, wie die Naturheilkunde, integriert seit Jahrhunderten auch bitterstoffreiche Pflanzen aus Asien, Afrika und anderen Kontinenten in ihre therapeutischen Konzepte. Umso spannender, dass sich heute mit den modernen Methoden der Wissenschaft die gesundheitliche Bedeutung der alten Bitterrezepturen bestätigen lässt.

Bitter ist nicht gleich bitter!

In der Pflanzenheilkunde verwendet man für Bitterstoffe auch das lateinische Wort „Amara" (amarus = bitter). Pflanzliche Bitterstoffe sind keine einheitliche Gruppe, sondern verschiedene pflanzliche Bittersubstanzen, die sich durch ihren bitteren Geschmack auszeichnen. Im Groben lassen sich fünf pharmakologische Hauptgruppen pflanzlicher Bitterstoffe unterscheiden, die unterschiedlich bitter schmecken:

Amara pura (Amara tonica)

Amara pura werden als reine Bittermittel bezeichnet. Zu den Amara pura gehört der heimische Gelbe Enzian (Gentiana lutea), eine der stärksten Bitterstoffpflanzen überhaupt. Die Wurzel des Gelben Enzian ist reich an Amarogentin. Der Bitterwert von Amarogentin ist so stark, dass er noch in einer Verdünnung von 1: 58.000.000 bitter schmeckt, d.h. dass 1 Gramm davon in 58.000 Litern Wasser gelöst, dieses Wasser noch bitter schmecken lässt.

Beispiele für Amara pura: Andorn (Marrubium vulgare), Bittere Schleifenblume (Iberis amara), Chinarindenbaum (Cinchona pubescens), Cinchona pubescens (Marsdenia condurango), Tausendgüldenkraut (Centaurium minus), Teufelskralle (Harpagophytum procumbres) und Wegwarte (Cichorium intybus). Amara pura wirken tonisierend, d.h. sie geben Energie und sind sekretionssteigernd, d.h. sie fördern die Bildung der Verdauungssäfte.

Amara aromatica

Amara aromatica sind nicht nur reich an Bitterstoffen, sondern auch an ätherischen Ölen, die den bitteren Geschmack abrunden. Zu den Amara aromatica zählen: Artischocke (Cynara scolymus), Beifuß (Artemisia vulgaris), Benediktenkraut (Cnicus benedictus), Engelwurz (Angelica archangelica), Hopfen (Humulus lupulus), Kalmuswurzel (Acorus calamus), Löwenzahn (Taraxacum officinale), Meisterwurz (Peucedanum ostruthium), Pomeranze (Citrus aurantium), Salbei (Salvia officinalis), Schafgarbe (Achillea millefolium) und Wermut (Artemisia absinthium).

Amara aromatica sind vorwiegend krampflösend, entzündungswidrig, antimikrobiell, entblähend, galleflusstreibend und vor allem auch appetitanregend. Viele davon kennen Sie ja von den typischen Amaragetränken, die als Aperitif vor dem Essen oder als Digestif nach dem Essen verwendet werden.

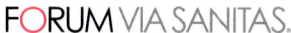

Amara acria
Amara acria sind bitterstoffreiche Pflanzen, die zusätzlich auch scharfe Inhaltsstoffe haben. Dazu gehören hauptsächlich Gewürzpflanzen wie: Brunnenkresse (Nasturtium officinale), Galgant (Alpinia officinarum), Ingwer (Zingiber officinalis) und Kalmus (Acorus calamus). Amara acria fördern durch ihre Scharfstoffe über Thermo- und Schmerzrezeptoren den Speichelfluss und regt die Magensaftproduktion an.

Amara adstringentia
Amara adstringentia enthalten zusätzlich zu den pflanzlichen Bitterstoffen auch Gerbstoffe.
Beispiele für Amara adstringentia sind: Chinarinde (Cinchona pubescens), Condurangorinde (Marsdenia condurango) und Schafgarbe (Achillea millefolium). Die Gerbstoffe der Amara adstringentia haben zusammenziehende und wundheilende Eigenschaften.

Amara mucilaginosa
Amara mucilaginosa enthalten neben den pflanzlichen Bitterstoffen auch Schleimstoffe. Dazu gehören z.B.: Bartflechte (Usnea barbata), Eibisch (Althea officinalis) und Isländisch Moos (Cetraria islandica). Amara mucilaginosa wirken schützend und lindernd auf gereizte Schleimhäute, was uns bei Erkältungen und Husten Erleichterung bringt.

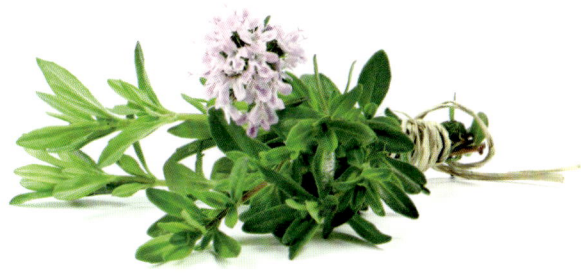

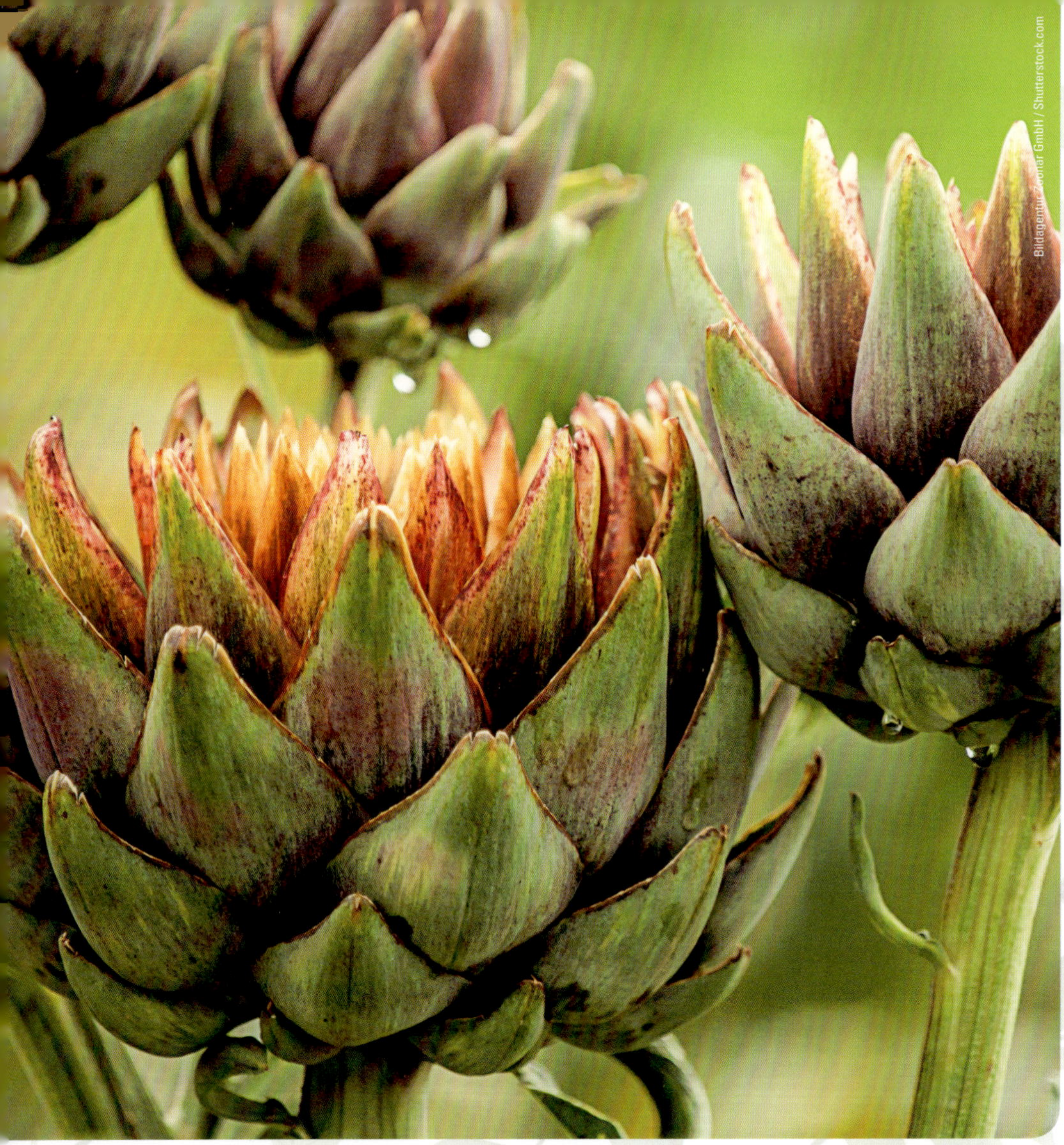

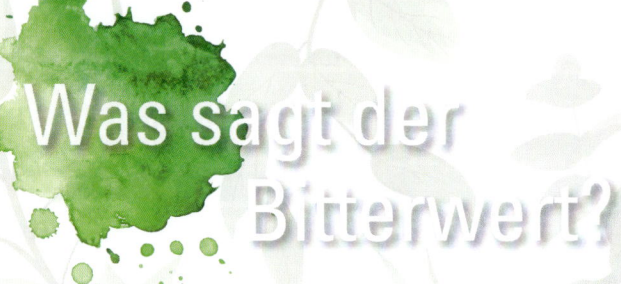

Was sagt der Bitterwert?

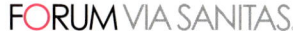

Bitter – bitterer – am bittersten?

**Nun wissen wir, dass es unterschiedliche Bittermittel gibt.
Wie aber kann man den Grad der Bitterheit unterscheiden?**

Dazu gibt es den sogenannten Bitterwert. Der Bitterwert ist eine in der Pharmazie verwendete Maßzahl, mit der das Ausmaß eines bitteren Geschmacks beschrieben wird. Ein Bitterwert von 10.000 l bedeutet z.B., dass 1 g Bitterstoff in 10.000 l Wasser gelöst, gerade noch als bitter zu schmecken ist. In der Literatur werden die entsprechenden Bitterwerte zumeist bei den Pflanzenbeschreibungen angegeben.

Den höchsten Bitterwert hat der Wirkstoff Amarogentin aus der Wurzel des Gelben Enzians (1:58 Mill.), der Wirkstoff Absinthin aus dem Wermut ist ebenfalls extrem bitter (1:13 Mill.).

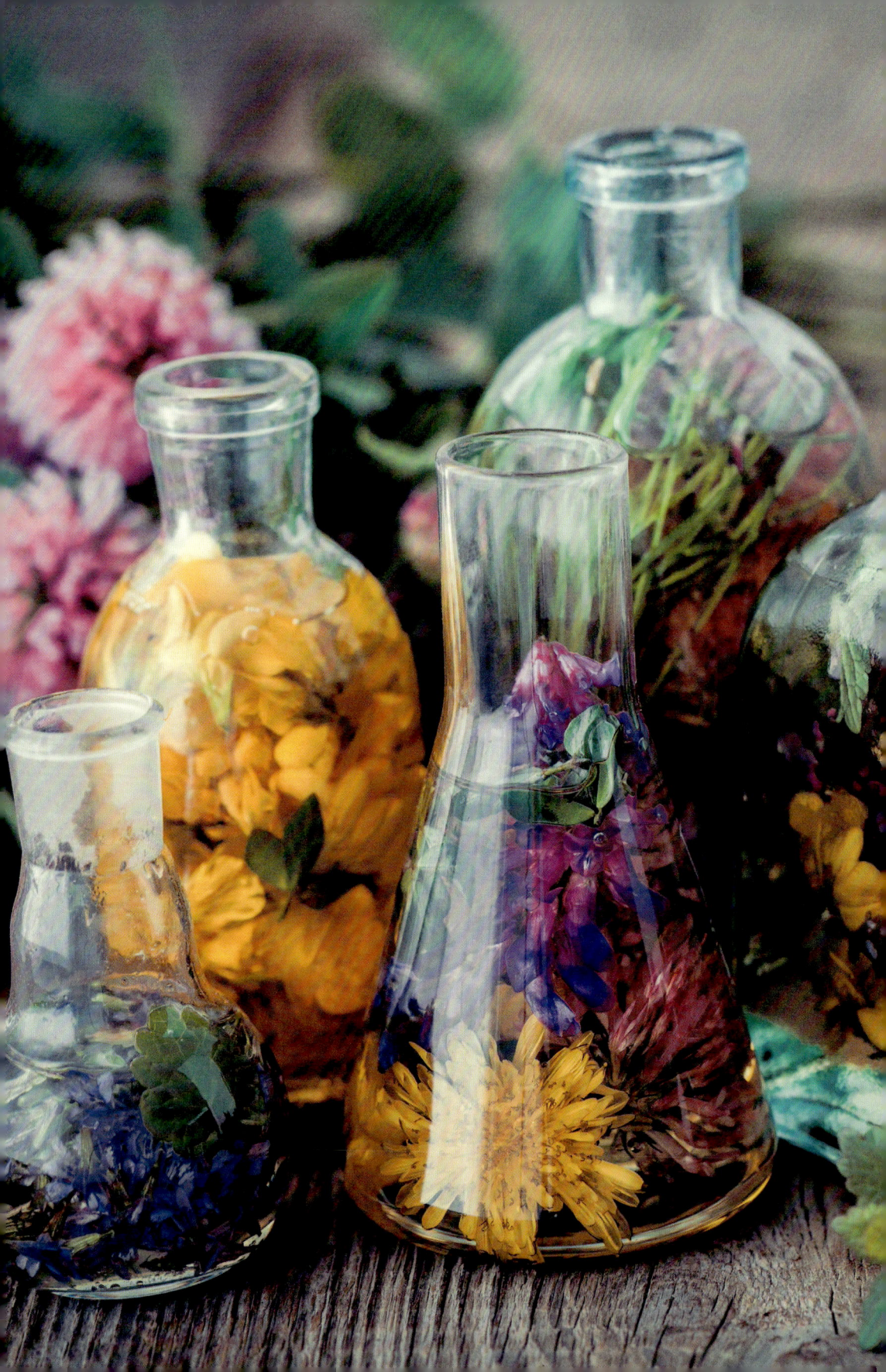

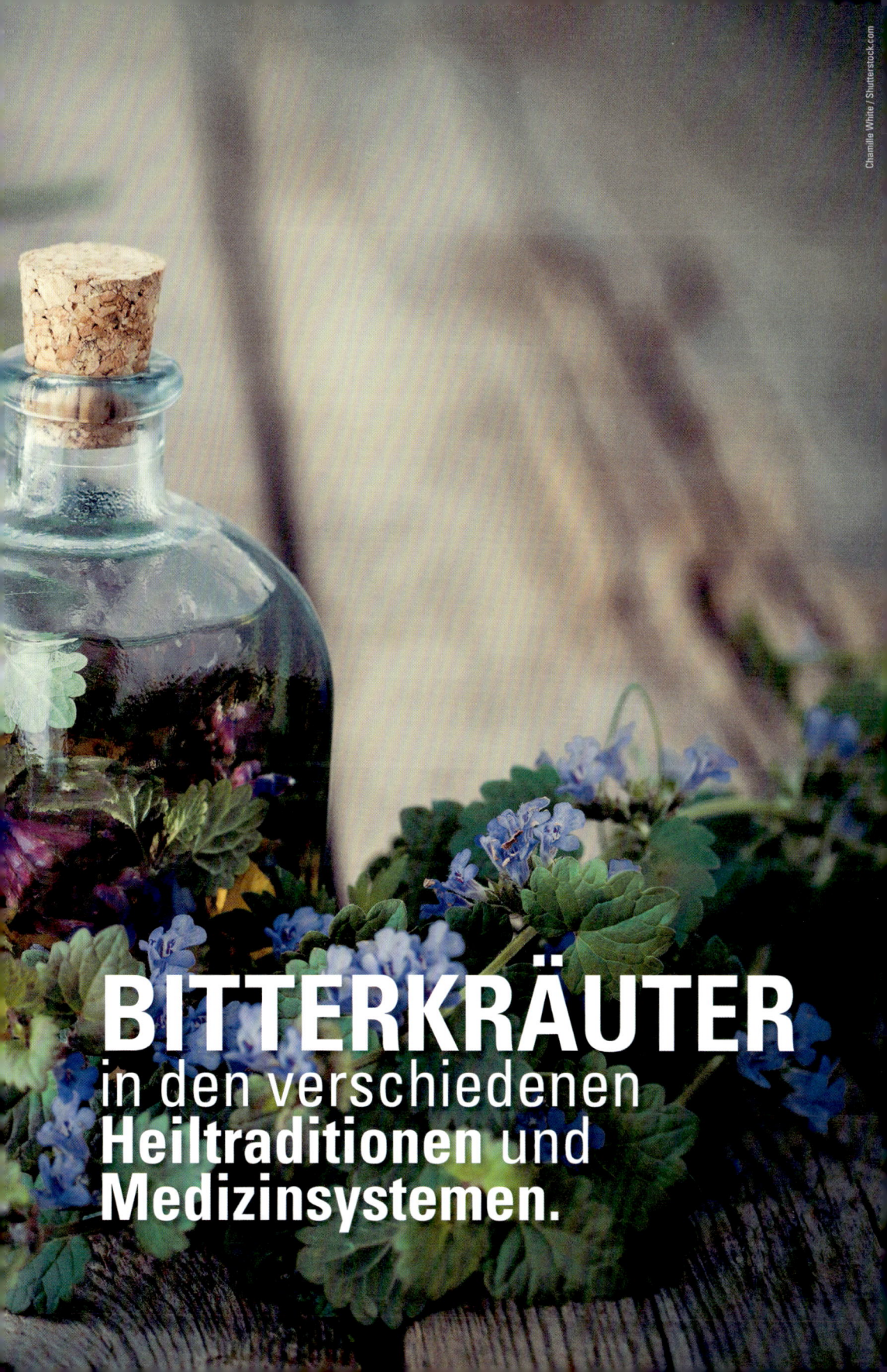

BITTERKRÄUTER
in den verschiedenen **Heiltraditionen** und **Medizinsystemen.**

Chamille White / Shutterstock.com

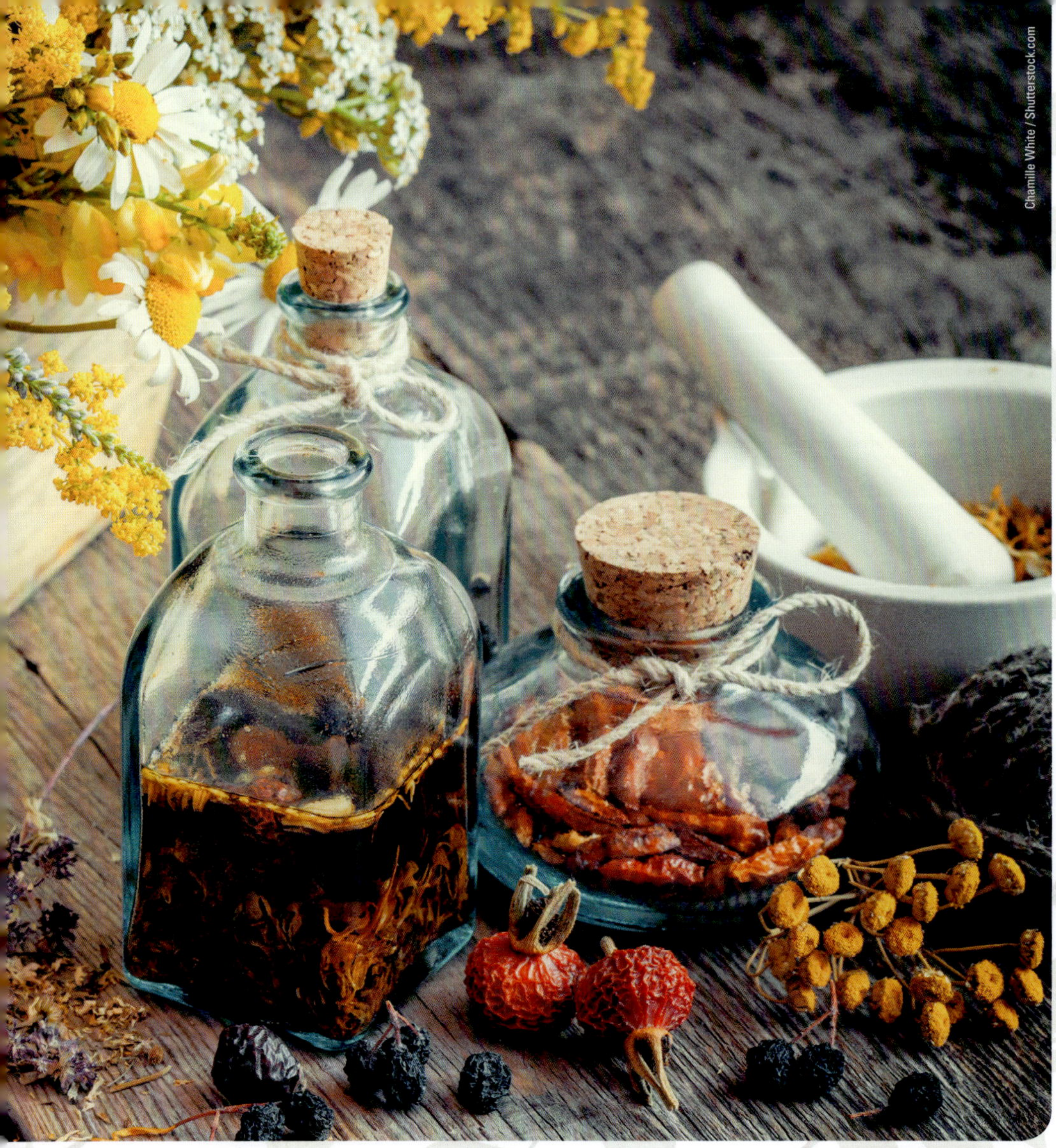

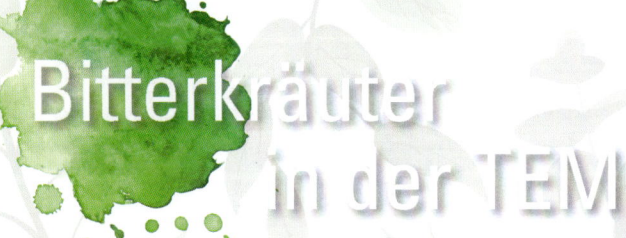

Bitterkräuter in der TEM

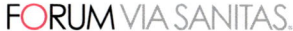

Bitterkräuter in der Traditionellen Europäischen Medizin

Bitterkräuter werden seit Jahrhunderten zur Vorbeugung und Behandlung von Krankheiten verwendet. Bereits bei Hippokrates (460 -370 v. Chr.) finden sich 30 bitter schmeckende Heilkräuter aus den 260 Arzneimitteln, die er seinen Patienten empfohlen hat.

Die Herstellung diverser Kräuterbitter war jahrhundertelang eine Domäne der Klöster. Ihre Rezepturen galten als streng gehütete Geheimnisse. Auch in den vergilbten Schriften von Hildegard von Bingen traten höchst interessante Rezepturen zutage. Für die Heilige Hildegard (1098–1179), die große Heilkundige des Mittelalters, waren Bitteressenzen geradezu ein Universalheilmittel, auf das man sich in allen Lebenssituationen verlassen konnte:

„Wenn du gesund und kräftig bist, wirst du erstaunlicherweise noch gesünder und kräftiger und deine Kräfte werden auf diese Weise gefestigt. Und wenn du krank bist, richtet es dich auf wunderbare Weise auf und macht dich stark, wie wenn die Sonne an einem trüben Tag durchbricht."

Auf Paracelsus, den umtriebigen Arzt, Medizingelehrten, Naturforscher und Philosophen des Mittelalters (1493 – 1541), geht gar das berühmte „Elixier ad logam vitam" zurück. Dieses Elixier für ein langes Leben, das von vielen Apotheken als Wunderheilmittel bestens verkauft wurde, enthielt viele bitterstoffreiche Pflanzen, wie Enzianwurzel, Galgant und Aloe.

Lebenselixiere in vielen ähnlichen Rezepturen waren zu dieser Zeit sehr beliebt. Die geheimen Zusammensetzungen wurden über Jahrhunderte in

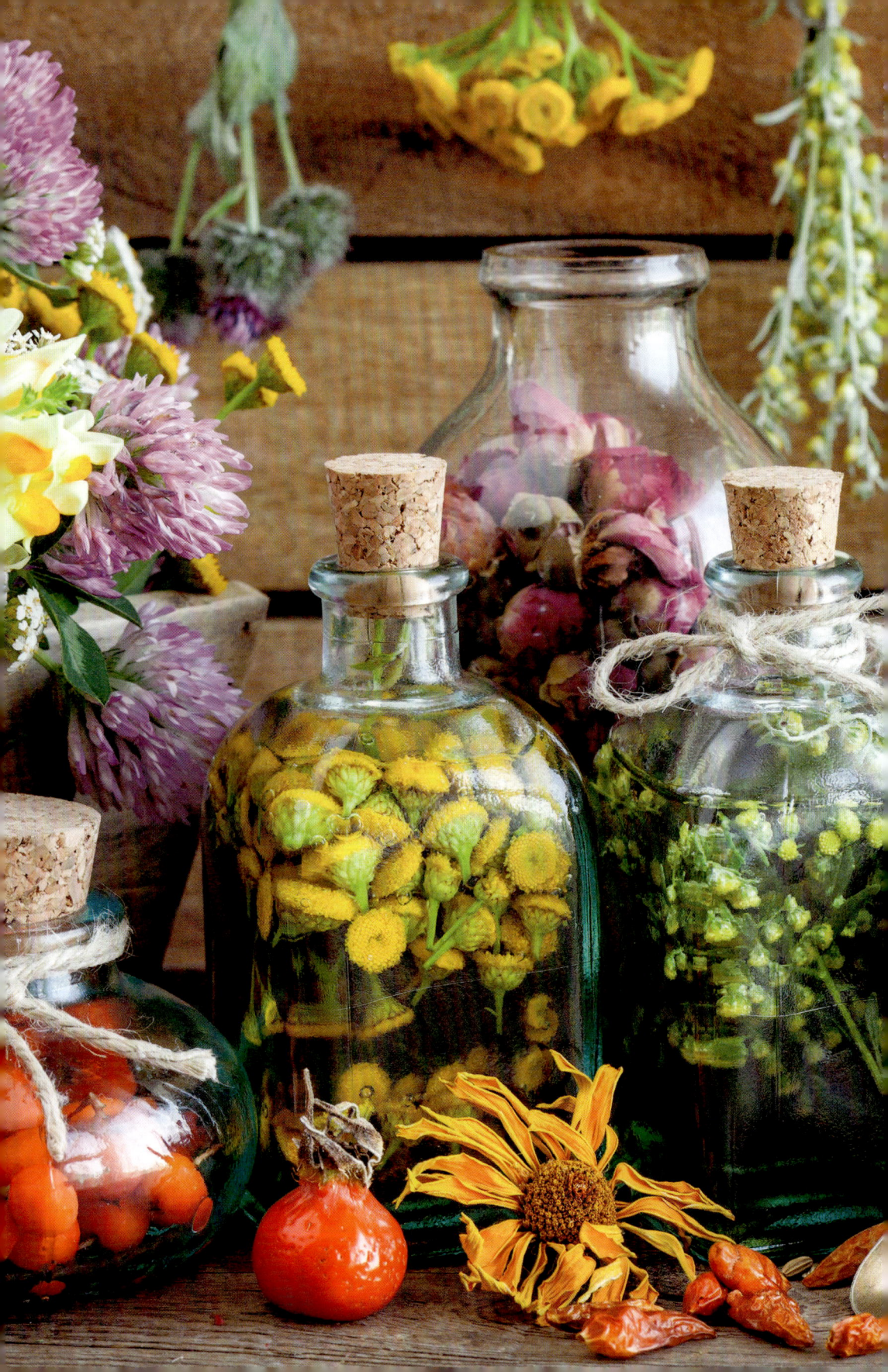

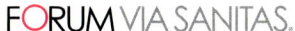

Apotheken und Klöstern gepflegt, überliefert und sorgsam bewahrt. Auch das Elixier "Proprietatis", das kostbare Bitterpflanzen wie Myrrhe und Safran beinhaltete, geht auf Paracelsus zurück. Im 17. Jahrhundert ließ sich der schwedische Arzt Urban Hjärne dadurch zur Entwicklung seines berühmten Schwedenbitters inspirieren. 1980 war es Maria Treben, die durch ihr Werk „Gesundheit aus der Apotheke Gottes" dafür sorgte, dass dieser Schwedenbitter zeitgemäße Anwendung erlangte. Wie viele der traditionellen Lebenselixiere enthält der Schwedenbitter unter anderem Aloe, Myrrhe, Sennesblätter, Angelikawurzel, Zitwerwurzel, Kampfer, Rhabarberwurzel uvm.

Die Bedeutung der Bitterstoffe verlor im 20 Jahrhundert zu Hochzeiten der pharmazeutischen Entwicklung vorübergehend ihre Bedeutung. In der heutigen Zeit wird die Anwendung von pflanzlichen Bitterstoffen als wertvolle naturheilkundliche Helfer im stressigen und fordernden Alltag wiederentdeckt und geschätzt. In der Gastronomie spielen und experimentieren Spitzenköche bewusst mit alten, wiederentdeckten bitterstoffreichen Gemüsesorten oder Kräutern und komponieren interessante, reizvolle Gerichte, die nicht nur die Bitterstoff-Rezeptoren der Geschmacksknospen fordern, sondern die auch sehr bekömmlich sind und vor allem der schlanken Linie dienen.

Magenbitter und aromatisch-bittere Aperitife werden wieder in phantasievollen, anregenden Kompositionen angeboten. Auch die Landwirtschaft stellt sich auf den neuen Trend ein und erlebt eine Renaissance der bitteren Lebensmittel, Kräuter und Gemüse, aus denen die Bitterstoffe nicht bewusst weggezüchtet werden.

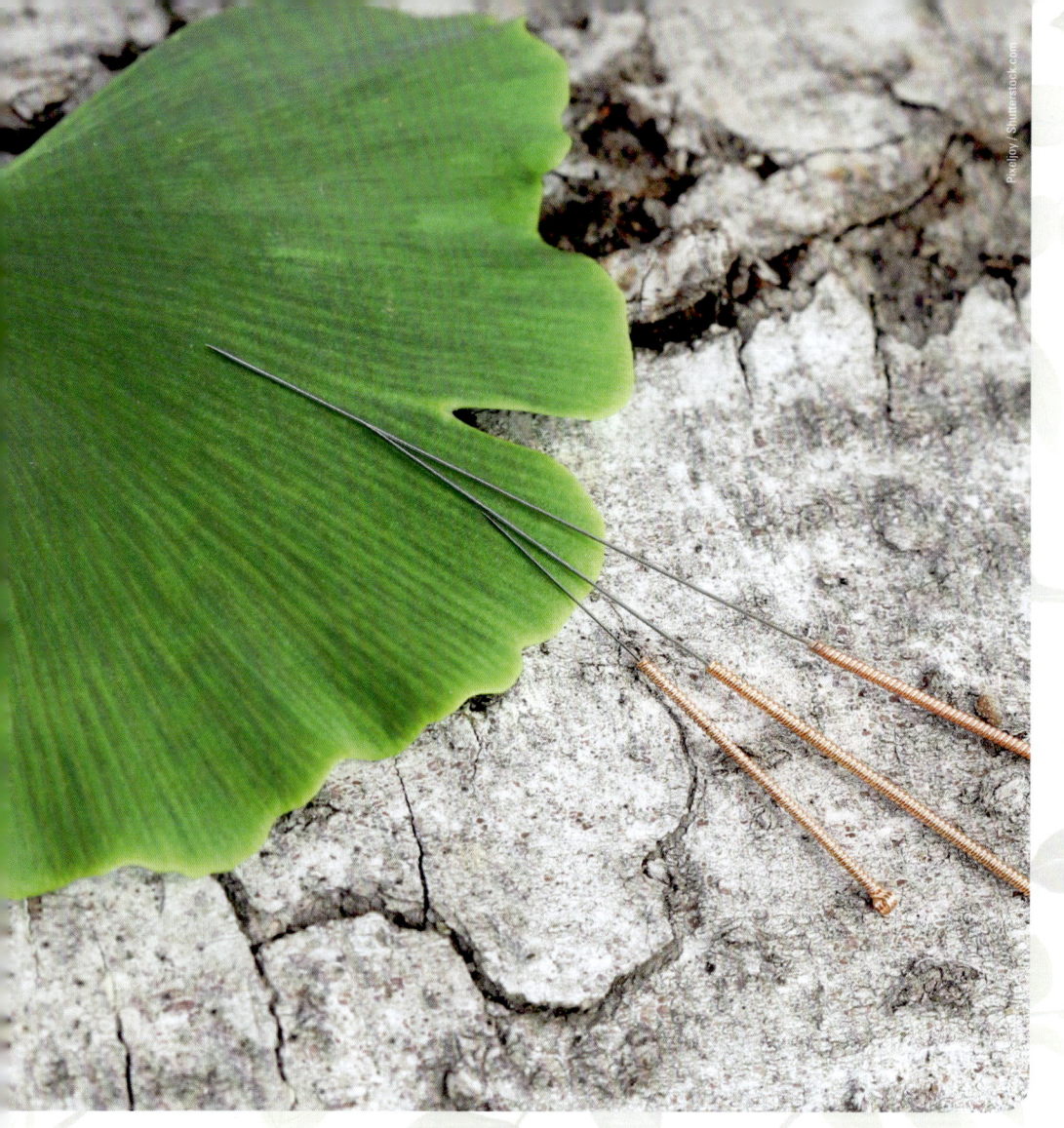

Bitterkräuter in der TCM

Bitterkräuter in der Traditionellen Chinesischen Medizin

In der Traditionellen Chinesischen Medizin (TCM) haben Bitterstoffe, als fester Bestandteil ausgewogener Ernährungskonzepte, eine lange Tradition. Der bittere Geschmack ist in der TCM dem Element Feuer und somit der Hitze, dem Intellekt, dem Handeln, der Freude, dem Lachen und dem Wachstum zugeordnet.

Das Feuer ist das Element, in dem wahrlich die Magie des Lebens lodert. Einen Menschen, der ein ausgeglichenes Feuer in sich brennen lässt, erleben wir als sehr charismatisch, präsent und stark. Er geht mit Lebensfreude und einem friedlichen, offenen Herzen motiviert durch das Leben.

Der Schwerpunkt des Bitteren liegt in der TCM auf seinem Überfülle beseitigenden, nach unten bewegenden und trocknenden Effekt. Die bittere Geschmackskraft senkt überschießende Energie ab (Entzündung, Giftstoffbelastung), bindet auszuleitende Stoffe und führt sie dem Darm zur endgültigen Ausscheidung zu. Aus der Sicht der TCM klärt das Bittere die Zellzwischenräume, leitet stoffliche Ablagerungen, unreine Säfte, Feuchtigkeit und Schleim aus. Somit kann die Kommunikation zwischen den Zellen wieder reibungslos funktionieren und das ureigenste Potential des Organismus kann wieder besser genutzt werden. Die körpereigenen Regulationsvorgänge funktionieren besser, womit Selbstheilung möglich wird. Bittere Geschmacksenergie diszipliniert den Geist und fokussiert das Denkvermögen. Sie stellt die Kommunikation zwischen Körper, Seele und Geist wieder her.

In der TCM sagt man Bitterstoffe wirken thermisch kühlend, ihre bittere Qualität stärkt das Feuerelement und tonisiert die zugeordneten Meridiane Herz, Dünndarm, Milz/Pankreas und Dreifacher Erwärmer.

Die TCM-Qualitäten der Bitterstoffe im Überblick:
- *tonisieren das Herz*
- *leiten Nässe aus*
- *beseitigen Hitze*
- *leiten Feuchtigkeit nach unten aus*
- *purgieren den Stuhl*
- *beseitigen Schleim der Lunge*
- *binden die Säfte zur Ausleitung*
- *hemmen Entzündung*

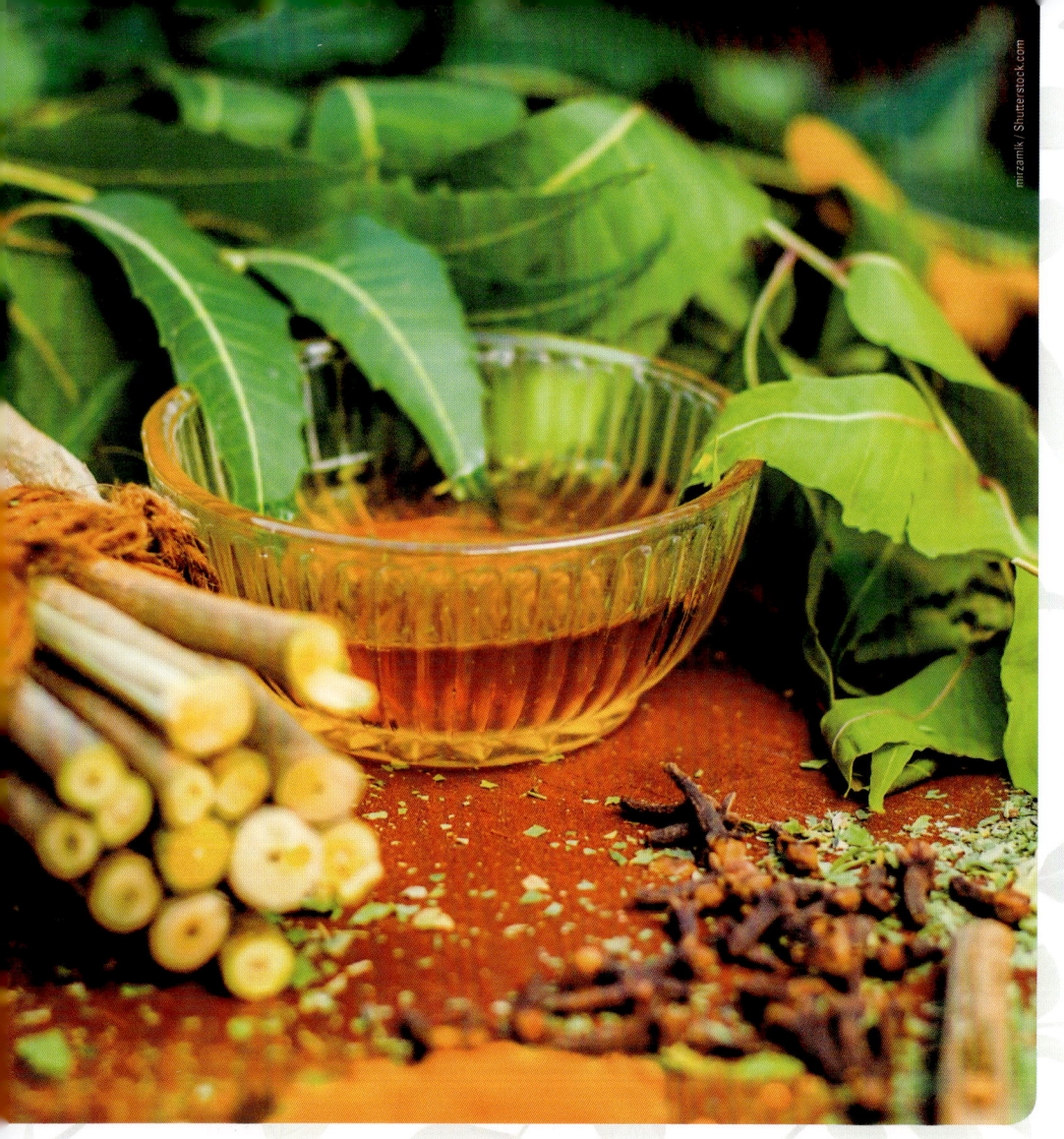

Bitterkräuter in Indien

Bitterkräuter im Ayurveda

Im Ayurveda gibt es sechs Geschmacksrichtungen, genannt Rasas. Der Geschmack bezieht sich nicht nur auf den Gaumen und die Zunge, sondern auf die Reaktion des Körpers. So schmeckt Weizen nicht unbedingt süß, aber seine Interaktion mit dem Magenmilieu machen ihn süß.

Da unsere Ernährung heute hauptsächlich aus Speisen besteht, die für den Körper süß oder salzig sind, führt diese Ernährungsform auf Dauer auch nach Meinung im Ayurveda zur Übersäuerung. Eine ausgewogene, gesunderhaltende Ernährungsweise, sollte daher immer alle sechs Geschmacksrichtungen aufweisen, um Pitta und Kapha im Gleichgewicht zu halten. Denn im Ayurveda gilt der bittere Geschmack als Gegenpol zum Süßen. Bitter ist wichtig, um ein übergroßes Verlangen nach süßen Nahrungsmitteln in Schach zu halten und die Übersäuerung des Körpers zu verhindern.

Bitter schmeckende Heilkräuter spielen in der 5000 Jahre alten Ayurvedischen Medizin eine wichtige Rolle. Im Ayurveda sagt man sehr treffend: „Was am Anfang bitter ist, wird am Ende süß." Bitterstoffe reduzieren nach ayurvedischer Auffassung das Fett, reinigen das Blut und tonisieren das Muskelgewebe. Ein Mangel an Bitterstoffen in der Ernährung führt zu Verdauungsstörungen, Magen-, Leber- und Gallebeschwerden, Sodbrennen und Blähungen. Eine ausgewogene Mahlzeit sollte daher auch bittere und herbe Geschmäcker enthalten. Darum macht es Sinn, die Mahlzeiten mit entsprechenden Kräutern und Gewürzen wie Curcuma, Thymian, Oregano, Löwenzahn, Brennnessel und Bockshornklee abzurunden, oder den Tag mit der Zufuhr einer bitterstoffreichen Essenz (z.B. Bittersegen®) zu krönen.

Zuviel des Guten kann allerdings auch im Ayurveda (wie auch in der TCM) übertrieben sein. Ein Überschuß an Bitteren erhöht durch seine Luft- und Ätherelemente Vata und kann sowohl die körperliche als auch die psychische Labilität bedingen. Bitter alleine und im Überfluss führt zu einem Energieverlust, trocknet und zehrt aus. Auf der emotional-geistigen Ebene können Ängste, Nervosität, Konzentrationsschwäche und Depressionen noch gefördert werden. Um dies zu vermeiden, sollten Menschen mit einem hohen Vata-Anteil Bitterstoffe grundsätzlich in Kombination mit ausgleichenden, leicht süßlichen Nahrungsmitteln einnehmen, wie z.B. mit etwas Milch oder Honig. Unter diesem Aspekt versteht man, warum auch in der traditionellen Klosterheilkunde Bitterstoffe selten alleine gegeben wurden. Die sogenannten Lebenselixiere waren schon aus diesem Grund ausgefeilte, komplexe Rezepturen mit pflanzlichen Bitterstoffen und ausgleichenden Kräutern und Gewürzen. Diese aromatischen, abgerundeten Rezepturen enthalten Bitterstoffe in einem ausgewogenen, aber wirkungsvollen Maß mit den anderen Geschmacksrichtungen.

Hier zwei wichtige Bitterpflanzen der Ayurveda-Heilkunde, die wir auch aus der Traditionellen Europäischen Medizin (TEM) oder Klosterheilkunde kennen:

> **TIPP**
> *Probieren Sie einmal warme Milch (gerne auch Reismilch, oder Hafermilch) mit einer Messerspitze Curcuma. Dieses vitalisierende Getränk lindert anhaltende Müdigkeit und aktiviert die Körperkräfte.*

Bockshornklee

Bockshornklee sind kleine, leicht bittere Samen, in der indischen Küche als "methi" bekannt. Im Ayurveda wird Bockshornklee als aufbauendes Tonikum bei Schwächezuständen, in der Rekonvaleszenz und nach der Schwangerschaft verwendet. Auch als Essenz, Tee, Gewürz und frische Keimlinge lindert Bockshornklee die Kapha-Beschwerden und belebt den Stoffwechsel, die Verdauung und die Bauchspeicheldrüse. Auch als Verjüngungsmittel ist Bockshornklee im Ayurveda sehr beliebt.

Curcuma (Gelbwurz)
Durch seine bitteren und zusammenziehenden Eigenschaften, bringt Curcuma (haridra) den Stoffwechsel ins Gleichgewicht. Im Ayurveda wird Curcuma als blutreinigend und hilfreich gegen Allergien, allergisches Asthma, Heuschnupfen, Hautprobleme, Hämorrhoiden und Brustschmerzen beschrieben. Seine Inhaltsstoffe fördern die Leberfunktionen, regen den Gallenfluss an und wirken stoffwechselanregend. Das kräftig gelb-orange Gewürz enthält unter anderem ätherische Öle und Terpene, die die Lunge, die Atemwege und auch das Immunsystem unterstützen, indem sie die T-Zellfunktion fördern.

Außerdem leistet Curcuma einen wichtigen Beitrag zur Linderung von Entzündungen. Der bittere und scharfe Geschmack von Curcuma wirkt Vata-erhöhend. Im Ayurveda hat Curcuma heiße und trockene Eigenschaften, einen bitteren und zusammenziehenden Geschmack und beruhigt alle drei Doshas.

Die drei Doshas:

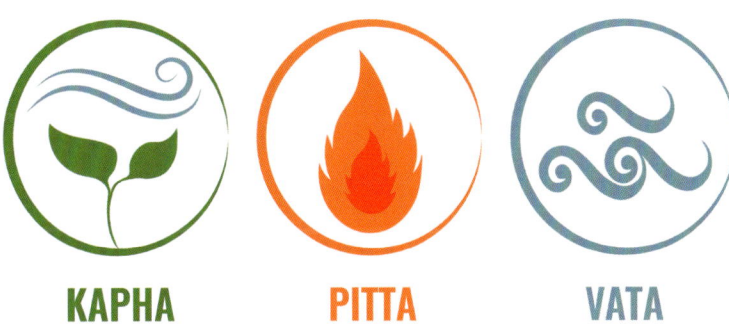

KAPHA   **PITTA**   **VATA**

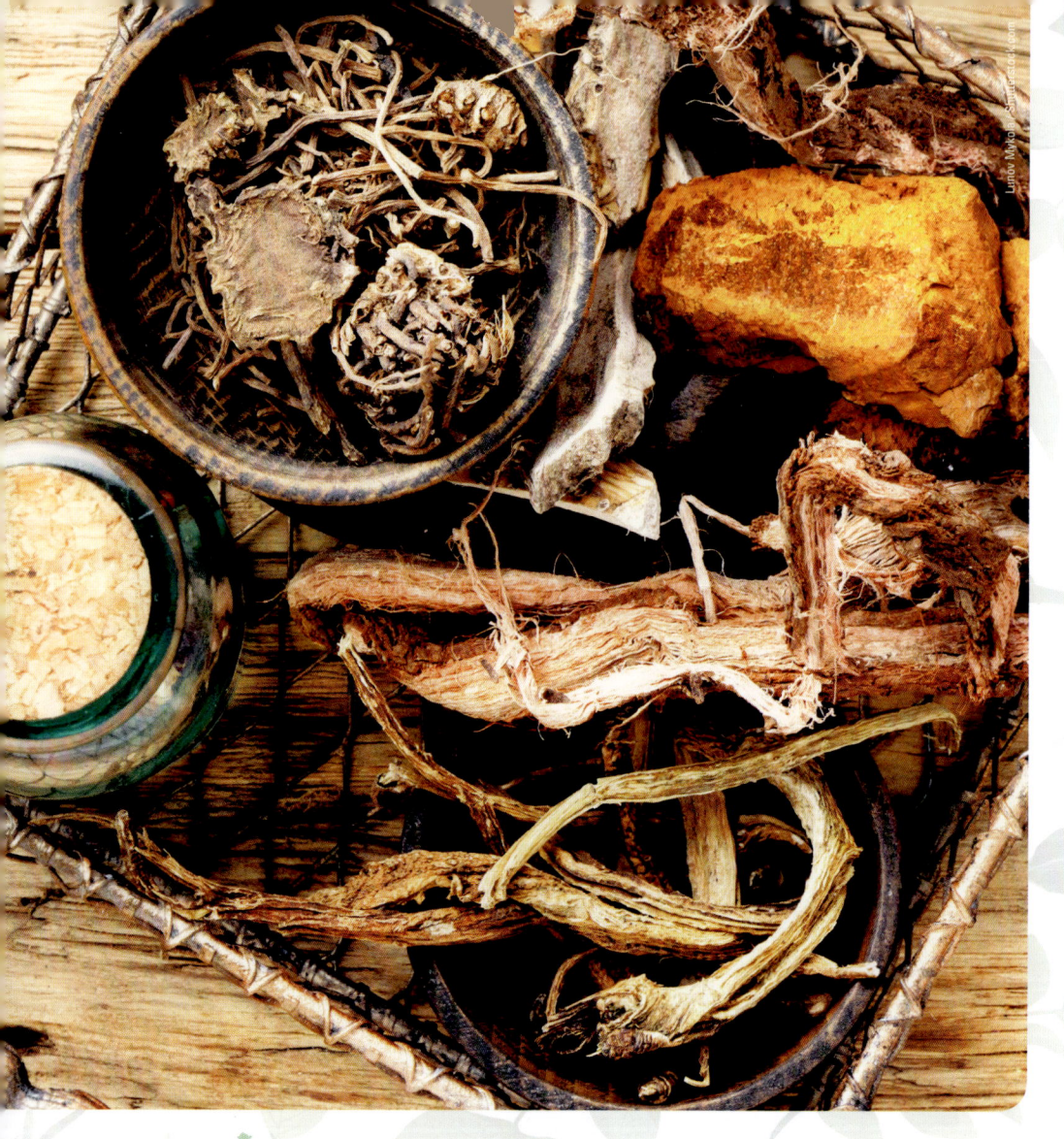

Bitterkräuter in der TTM

Bitterkräuter in der Traditionellen Tibetischen Medizin

Die Traditionelle Tibetische Medizin (TTM) ist ein einzigartiges Heilsystem und zählt zu den ältesten noch bestehenden Traditionen der Welt. Die TTM hat gemeinsame Ursprünge mit der Traditionellen Chinesischen Medizin (TCM), dem indischen Ayurveda sowie der Unani-Medizin.

Einer der Besonderheiten ist die hoch entwickelte und sehr differenzierte Pulsdiagnostik als Basis für eine individualisierte Medizin. Tibetische Ärzte können bis zu 48 verschiedene Pulse ertasten und daraus auf den Gesundheitszustand des Patienten schließen.

Die energetischen Prinzipien und das Entstehen von Krankheit

In der tibetischen Philosophie besteht der Mensch aus 3 energetischen Prinzipien: Beken, rLung und Tripa. Die einzelnen Begriffe sind nicht einfach direkt zu übersetzen. Im Groben übersetzt man Beken mit Schleim, damit sind alle Körperflüssigkeiten gemeint. rLung bezeichnet den Wind, d.h. das bewegende Element in uns, also alles was bewegt und antreibt, und Tripa entspricht der Galle, d.h. der Hitze und der Energie im Organismus.

Diese 3 energetischen Prinzipien stehen auch für die unterschiedlichen individuellen Konstitutionstypen: Den Beken-Typ kann man als blass und eher mollig beschreiben, er neigt zu teigig-pastöser Haut, ist ruhig zurückhaltend, langsam, fast behäbig. Der rLung-Typ ist sehr schlank, sportlich, mitunter hager, hat trockene Haut, ist schnell und flexibel in seiner Auffassungsgabe, neigt aber zur Nervosität und Unzuverlässigkeit. Der Tripa-Typ ist athletisch, mittelgroß und kräftig gebaut. Er ist sehr kraftvoll, dynamisch und tatkräftig, neigt aber zu innerer Hitze. Die verschiedenen Grundtypen tendieren zu unterschiedlichen Krankheitsmustern.

Zumeist gibt es keine eindeutige Typenzuordnung, sondern Mischformen. Jeder Mensch hat mehr oder weniger alle 3 Energien in sich, jedoch in unterschiedlicher Ausprägung. Daraus ergibt sich, dass jeder Mensch seine individuelle Grundkonstitution hat und daher auch individuelle gesundheitliche Störungen vorweist, für die jeder eine individuelle Therapie braucht.

Befinden sich die 3 Körperenergien wieder im Gleichgewicht, dann ist der Mensch gesund. Auch in der Traditionellen Europäischen Medizin oder Westlichen Medizin, hat sich diese Trias herausgebildet. Hier spricht man davon, dass Körper, Geist und Seele eine gesunde Einheit bilden. Diese Dreiteilung findet sich bereits bei Galen in der griechischen Säftelehre, sowie in den drei Doshas des Ayurveda.

Gesundheit im ausgewogenen Dreieck der Elemente

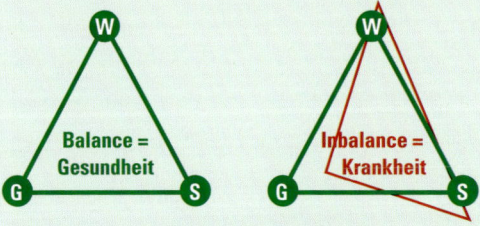

rLung (Wind) – Tripa (Galle) – Beken (Schleim)

Sind diese 3 Elemente im Gleichgewicht, ist der Mensch gesund, besteht über längere Zeit ein Ungleichgewicht, dann wird er krank.

Univ. Prof. Mag. Dr. Florian Überall hat sich intensiv mit der Tibetischen Medizin und der Frage, wie uns diese Lehre den Körper besser verstehen lässt, auseinandergesetzt. Das Heilkonzept der tibetischen Medizin lehrt uns, wie wir mit sanften Impulsen die gestörten Körperenergien harmonisieren können. Seine Heiligkeit, der 14. Dalai Lama, hat stets betont, dass diese kostbare Medizin allen Menschen dienen soll und nicht im Verborgenen nur einer kleinen Schar buddhistisch gelehrter Menschen vorbehalten bleiben darf.

In der Tibetischen Medizin werden jahrhundertealte, traditionelle tibetische Rezepturen eingesetzt, die zumeist aus pflanzlichen Vitalstoffgemischen bestehen. Die Kunst der Rezeptur besteht darin, aus 3 bis 100 pflanzlichen und mineralischen Inhaltsstoffen eine Mischung so zusammenzustellen, dass die natürlichen Inhaltsstoffe in Art und Menge derart abgestimmt sind, sodass sie sich in ihrer Wirkung ergänzen und sogar noch potenzieren. Nach dem Prinzip: „Das Ganze ist mehr als die Summe seiner Teile" ergänzen sich die vielen einzelnen Inhaltsstoffe einer tibetischen Rezeptur, wie die Vielzahl einzelner Instrumente eines gut abgestimmten Orchesters.

Der bittere Geschmack in der tibetischen Medizin:
- regt den Appetit an
- wirkt Infektionen und Entzündungen entgegen
- heilt Infektionskrankheiten
- vermindert das Durstgefühl
- lindert Übelkeit, stoppt Erbrechen
- verbessert die Darmflora
- unterstützt die Entgiftung
- reguliert den Hormonhaushalt

Historisch wurden tibetische Rezepturen dem Geschmack entsprechend zusammengestellt. Pflanzen wurden nach ihrer Geschmacksqualität ausgewählt. Dabei werden 6 Geschmacksrichtungen unterschieden: süß, sauer, scharf, salzig, bitter und herb. Jeder Geschmacksrichtung sind unterschiedliche Wirkungen zugeordnet, z.B. scharf = erhitzend. Bei uns im Westen besteht insofern zumeist eine Imbalance dieser Energie, weil wir einen oft deutlichen Überschuss an süß und salzig aufweisen, herb und bitter jedoch im Mangel sind.

Die komplexen tibetischen Rezepturen mit pleiotroper Wirkung sind gut geeignet für komplexe Erkrankungen mit vielen verschiedenen Krankheitsfaktoren und Krankheitsmechanismen. In der Diagnostik berücksichtigt der tibetische Arzt nicht nur den persönlichen Konstitutionstyp, sondern passt die Rezeptur an die aktuelle Entwicklung des Gesundheitszustandes immer wieder an und bedenkt die Art der Tätigkeit im Alltag sowie die Faktoren der Umwelt.

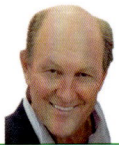

TIPPS von Prof. Überall

Nimm Bitterstoffe in den Speiseplan auf. Bitterstoffe sind ein natürliches Superfood, das für unsere Gesundheit wertvolle Dienste leistet. Natürliche Bitterstoffe wirken insbesondere auf die Verdauungsorgane als „Zentrum unserer Gesundheit". Sie stärken unsere „Mitte".

Zu den fünf wichtigsten Wirkungen der Bitterstoffe zählen:

- Bitterstoffe optimieren die Verdauung. Sie regen die Verdauungssäfte an. Sie stärken die Verdauungskraft und unterstützen damit die Entschlackung und aufgrund ihrer basischen Eigenschaften auch die Entsäuerung des Körpers.

- Bitterstoffe entspannen. Aus diesem Grund verschaffen Bitterstoffe, z.B. in Form von Bitterstofftropfen, seit jeher eine wohltuende Erleichterung nach schwerem bzw. übermäßigem Essen. Sie helfen aber auch bei nervöser Unruhe und Schlafstörungen.

- Bitterstoffe regulieren zudem den Appetit. Sie sorgen dafür, dass wir nur dann essen, wenn wir wirklich Hunger haben. Süße Speisen stimulieren hingegen Heißhunger. Wir essen öfter, länger und mehr.

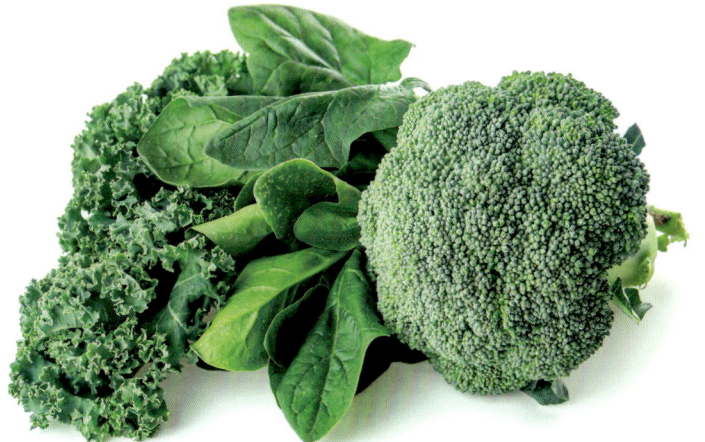

- **Bitterstoffe sättigen.** Sie vermitteln uns früher ein wohltuendes Sättigungsgefühl. Wir essen seltener und weniger. Bitterstoffe enthalten zudem keine Kalorien im Vergleich zu zucker- und fettreichen Süßspeisen.

- **Bitterstoffe regen zudem den Energiestoffwechsel und den Energiefluss im ganzen Körper an.** Auf emotionaler Ebene helfen sie, „schwer verdauliche" Probleme zu verarbeiten, damit sich Belastungen und Sorgen nicht „auf den Magen schlagen".

Iss ausreichend herbe und bittere Gemüse- und Salatsorten: Endivie, Chicoree, Feldsalat, Radiccio, Spargel, Fenchel, Brokkoli, Zucchini etc. Im Winter sind Karotten und rote Beete besonders gute Gemüsesorten, um die Leberfunktion zu unterstützen.

Unterstützend können Bitterstoffe auch als Bitterstofftropfen zu sich genommen werden. So eine fein abgestimmte Rezeptur aus ausgewählten Bitterkräutern und aromatischen Gewürzen wird direkt auf die Zunge oder in lauwarmen Wasser 10 Tropfen 2-3 mal täglich eingenommen und schmeckt herrlich belebend.

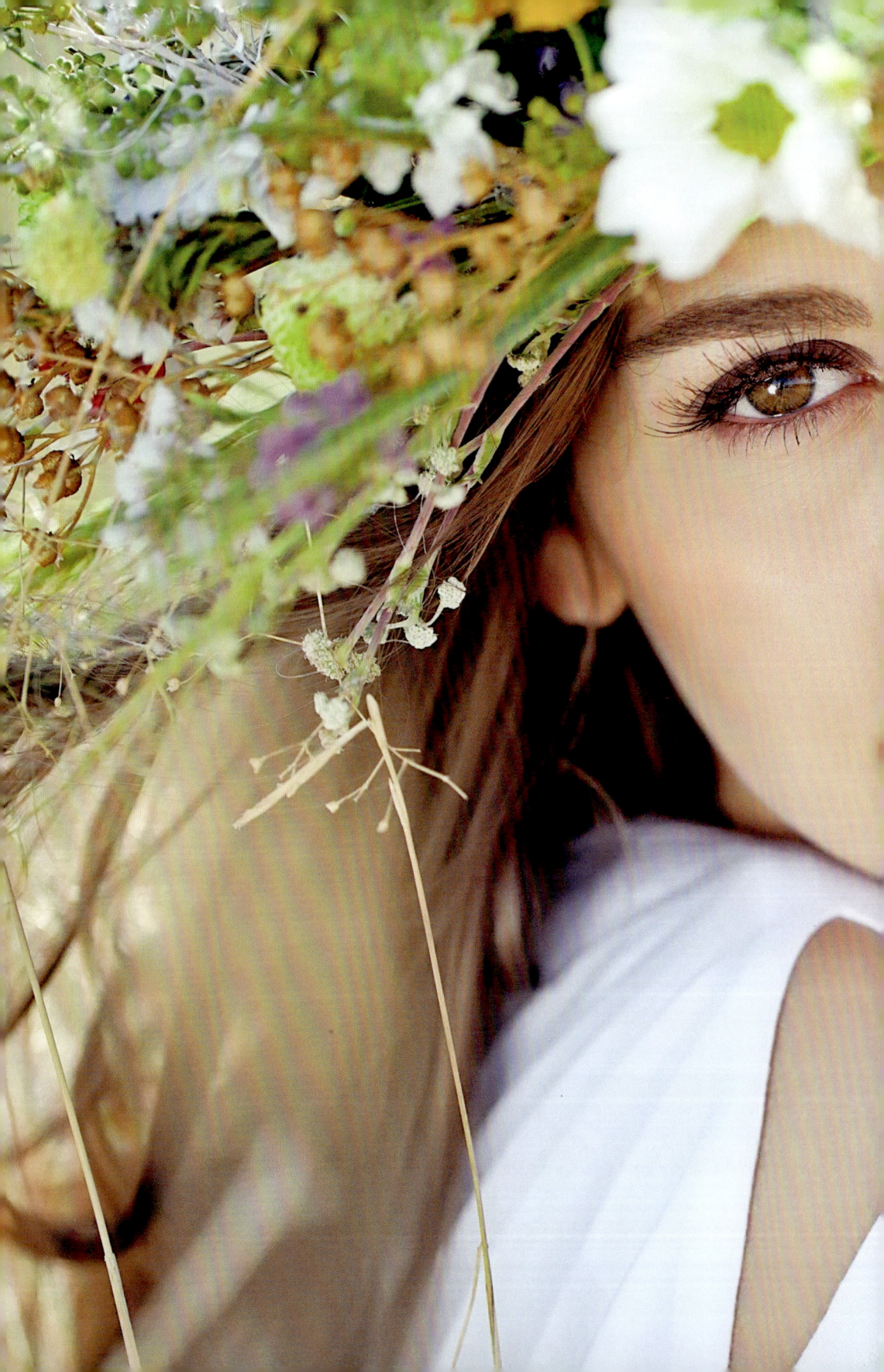

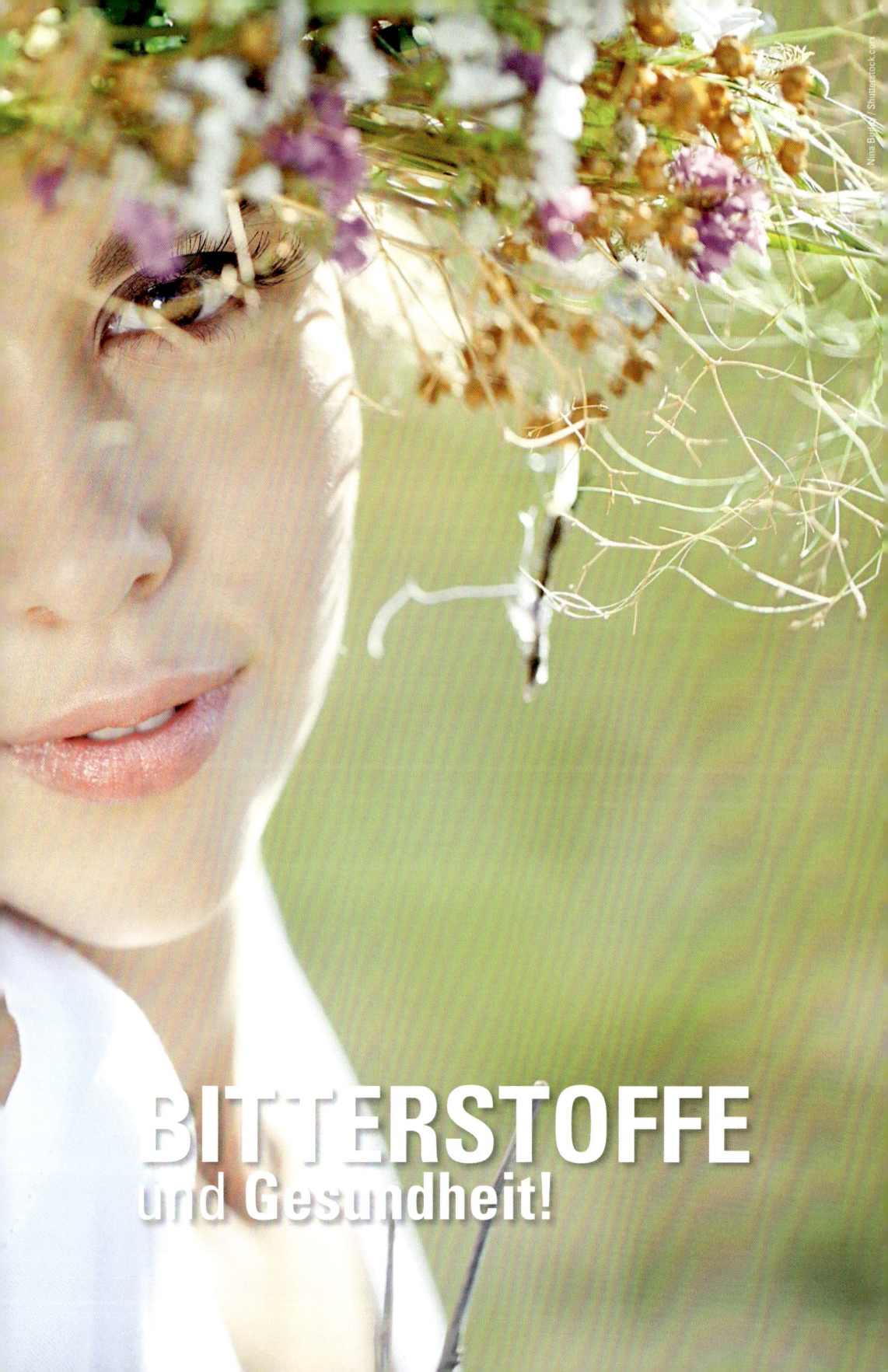

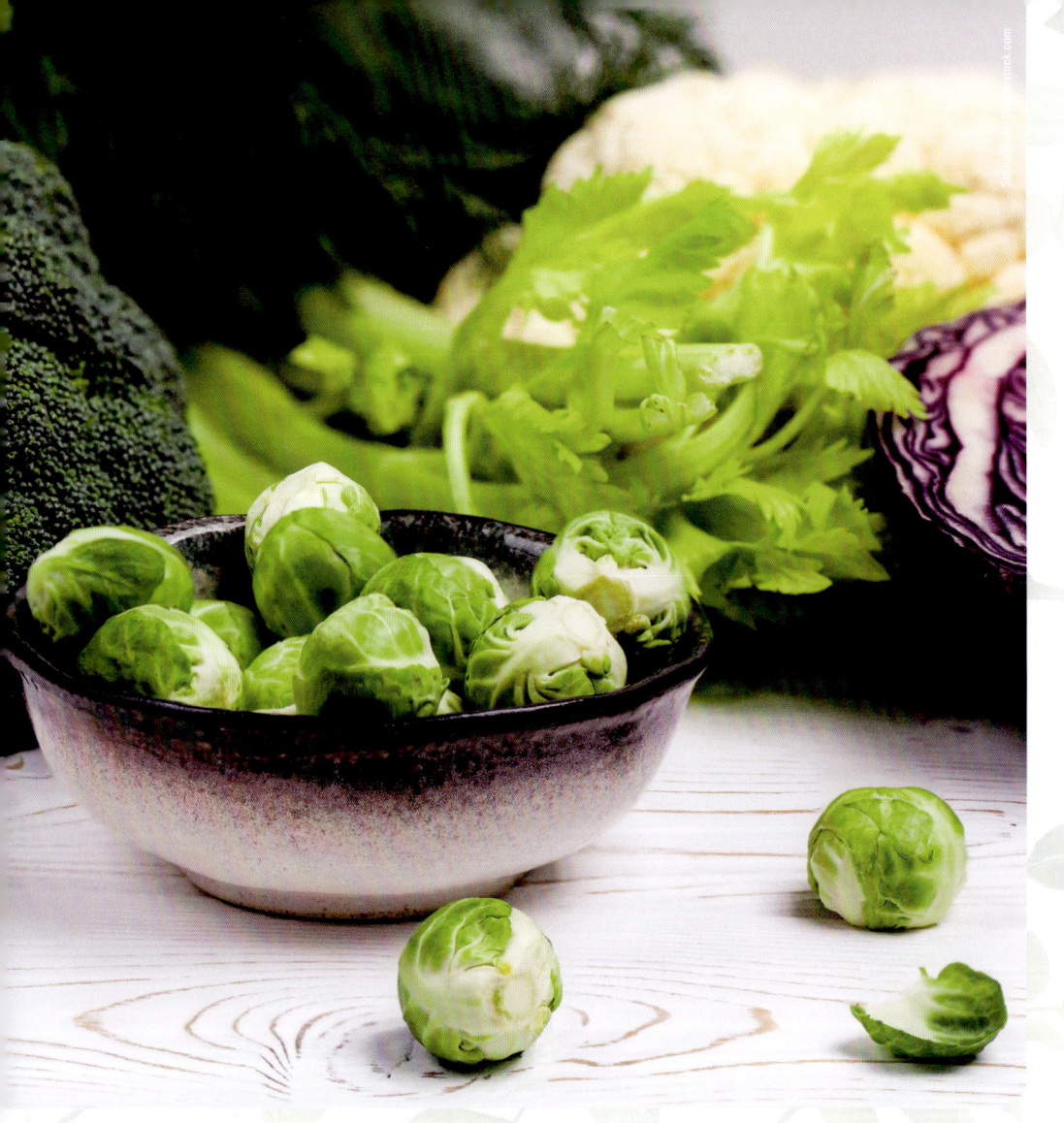

Bitterstoffe und Verdauung

Bitterstoffe ein Segen für Verdauung und Darm

Die Verdauung der aufgenommenen Nahrung ist ein komplexer Prozess, der bereits bei der Nahrungsaufnahme im Mund beginnt. Sobald der erste Bissen unsere Zunge berührt, startet der Verdauungsprozess. Auf der Zunge befinden sich unter anderem Bitterstoffrezeptoren, die Bitterstoffe wahrnehmen können. Durch den Kontakt mit der Speise werden diese Bitterstoffrezeptoren stimuliert, was dazu führt, dass die für die Verdauung wichtigen Organe umgehend mit der Produktion von Verdauungssekreten, also Verdauungssäften, beginnen.

Bitterstoffe regulieren die Magensäureproduktion und regen die Aktivierung aller Verdauungsdrüsen an. Dazu zählen die Galle und auch die Bauchspeicheldrüse, die wiederum den Blutzuckerspiegel reguliert. Dieser Signaleffekt über die Zunge funktioniert nicht nur über das Nervensystem. Gelangen Bitterstoffe mit der Nahrung in den Magen, kommt es zur Freisetzung von Gastrin. Gastrin ist ein Stoff, der in der Schleimhaut des Magens produziert und dann in den Blutkreislauf abgegeben wird. Über Rezeptoren im Magen regt Gastrin die Bildung von Magensäure an und senkt somit den pH-Wert. Gleichzeitig stimuliert es die Magen-Darm-Muskulatur. Die Magen-Darm-Peristaltik wird gesteigert und die Durchblutung der Magenschleimhaut aktiviert. Alles Vorbereitungen für einen optimalen Verdauungsvorgang, der durch Bitterstoffe angestoßen wird.

Bitterstoffe senken außerdem den pH-Wert des Magens und sorgen so für eine bessere Aktivität der Verdauungsenzyme. Bitterstoffe regen die basophilen Drüsen des Verdauungstraktes und damit die Basenbildung im menschlichen Körper an. Dadurch helfen sie, das Säure-Basen-Gleichgewicht aufrechtzuerhalten und zu regulieren, um einer Übersäuerung entgegenzuwirken. Falls durch die Nahrung zu viel Säuren aufgenommen werden, helfen die so geschaffenen Basenreserven überschüssige Säuren im Gewebe abzubauen und auszuscheiden. Dieser Vorgang ist wichtig, um einen gesunden Stoffwechsel aufrecht zu erhalten und Stoffwechselerkrankungen wie Rheuma, Gicht oder Hauterkrankungen zu verhindern.

Durch die Anregung der Gallensaftbildung unterstützen Bitterstoffe auch die Verdauung bei Verstopfung. Falls Sie an Verstopfung leiden, sollten Sie pflanzliche Bitterstoffe in die Ernährung integrieren. Statt Abführmittel lohnt sich als erster Schritt die konsequente Anwendung konzentrierter Bitterstofftropfen zu versuchen. Bitterstoffe regen nicht nur die gesamten Verdauungssäfte an, sie helfen auch bei der Heilung einer geschädigten und gereizten Darmschleimhaut. In einer intakten Darmschleimhaut siedeln sich nur hilfreiche Darmflorakeime an, belastende Bakterien oder Pilze finden kein passendes Milieu für eine Ansiedlung mehr vor. Daher sollte die Anwendung einer Bitterstoffkur bei einer Darmsanierung oder einer Therapie von Helicobacter pylori oder Candida immer begleitend angewendet werden.

Ausreichend Bitterstoffe in der Ernährung verstärken auch die Durchblutung im Verdauungstrakt, vor allem der Verdauungsschleimhäute. Dies führt zu einer verbesserten Aufnahme von Nahrungsbestandteilen und zu einer besseren Nahrungsausnutzung. Nährstoffe wie Vitamine (A,D,E,K) und Eisen, wie auch Aminosäuren werden wesentlich besser resorbiert. Gärungsdyspepsien, Blähungen und Fäulnisprozesse werden nicht zuletzt mit Hilfe der Bitterstoffe gelindert und treten seltener auf.

Durch die verbesserte Durchblutung der Darmschleimhaut werden die Verdauungswege außerdem besser durchwärmt und der gesamte Energiestoffwechsel angeregt. Diese Durchwärmung fördert die Stoffwechselaktivität, der Appetit wird reguliert und wir fühlen uns wesentlich vitaler und energievoller.

Auch für den Fettstoffwechsel spielen Bitterpflanzen eine bedeutende Rolle. Nicht nur durch ihre anregende Wirkung auf die Gallensaftsekretion, auch durch die sekundären Pflanzenstoffe in den Bitterpflanzen, wie z.B. Flavonoide, die eine gute antioxidative Schutzfunktion haben. Dieses hohe antioxidative Potential ist wichtig, denn durch die Größe der Fettzellen kann auch die Neigung zu entzündlichen Prozessen steigen. Bei jedem noch so kleinen Entzündungsprozess (wie z.B. einer gereizten Darmschleimhaut) entstehen vermehrt freie Radikale, die zu ihrer Entschärfung gut funktionierende körpereigene antioxidative Schutzmechanismen erfordern.

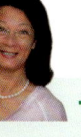

TIPP: Bitter macht warm und gibt Energie!
Für Menschen, die leicht frieren, an naßkalten Tagen, im Winter,
oder auch für ältere Menschen, lohnt sich ein Versuch mit Bitterstoffen!
Probieren Sie einfach mal aus, einige Tropfen Bitteressenz (z. B. Bittersegen®) auf die Zunge zu tropfen.
Wie nehmen Sie die aromatischen Bitterstoffe wahr?
Regen Sie den Speichelfluß an?
Läuft Ihnen „das Wasser im Mundzusammen"?
Spüren Sie eine angenehme Wärmeentwicklung in Magen
und im ganzen Körper?
Fühlen Sie sich erfrischt und wacher?
Haben Sie Lust auf eine Bitterstoffkur bekommen?
3 - 4 Wochen Bitterstoffe richtig angewendet und sie werden sich deutlich fitter und voll Energie fühlen (Siehe Seite: 183)

Bitterstoffe für Magen und Darm:
- appetitanregend, appetitregulierend
- verdauungsfördernd
- sekretionsfördernd (regen die Bildung von Speichel und Magensaft an)
- resorptionsfördernd (verbessern die Aufnahme von Nährstoffen, Vitaminen, Mineralstoffen, Aminosäuren)
- peristaltikanregend, beschleunigen die Magenentleerung und den Verdauungsvorgang
- reduzieren Blähungen, Gärungs- und Fäulnisdyspepsien
- optimieren den pH-Wert im Magen und verbessern damit die Arbeit der Verdauungsenzyme
- regen den Energiestoffwechsel an, wirken kräftigend und belebend
- regen die Leber- und Gallenfunktion an

Bitterstoffe tun der Verdauung gut bei:
- Appetitlosigkeit (Anorexie)
- Übelkeit, Erbrechen, Reisekrankheit
- Völlegefühl, Blähungen
- Magenschwäche, Verdauungssaftmangel
- Verstopfung (Obstipation)
- Gallenblasenfunktionsstörungen, Leber- und Pankreasschwäche
- Fettstoffwechselstörungen
- Erschöpfungs- und Kältezustände
- begleitend zur Darmsanierung, Mykosetherapie

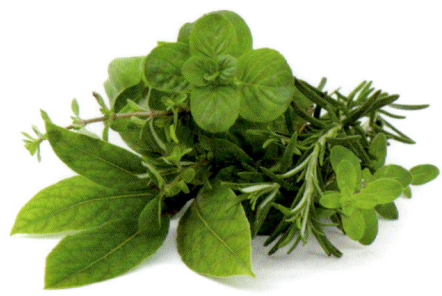

Reizthema - Nahrungsmittelunverträglichkeiten

Das Thema Unverträglichkeiten von alltäglichen Nahrungsmitteln wie Milch- oder Weizenprodukte, ist inzwischen heiß diskutiert. Immer mehr Menschen vertragen „unser täglich Brot", Nudeln oder Milch, Joghurt uvm. nicht mehr. Unangenehme Symptome wie Blähungen, Bauchschmerzen, Schleimhaut- und Hautreizungen, Durchfall und Verstopfung im Wechsel, Kopfschmerzen, Schnupfen, depressive Verstimmungen und Konzentrationsstörungen nehmen die Freude am gewohnten Essen und reduzieren das tolerierte Speiseangebot. Nahrungsmittelunverträglichkeiten oder –intoleranzen sind jedoch nicht zu verwechseln mit echten Allergien. Auch wenn bestimmte Nahrungsmittel nicht vertragen werden, reagiert der Körper nicht allergisch darauf, sondern kann bestimmte Stoffe der Nahrung nur fehlerhaft oder unvollständig verstoffwechseln. Die Verwertung dieser Nahrungsbestandteile funktioniert nicht gut, weil bestimmte Enzyme oder Transportmechanismen im Darm nicht ausreichend vorhanden sind oder arbeiten.

Die Ursache dafür liegt allerdings häufig an unserem modernen Ernährungsangebot. Viele Lebensmittel werden heute nicht mehr in ihrer ursprünglichen Form gegessen, sondern unterliegen einer stark industriell geprägten Verarbeitung. Der heutige Weizen, der von den Großbäckern verarbeitet wird, hat sich in den letzten Jahrzehnten durch neuere Züchtungen extrem verändert. Der Glutengehalt ist um ein Vielfaches höher als noch zu Zeiten unserer Eltern oder Großeltern. Dieses Klebereiweiß gewährleistet eine bessere Backfähigkeit, die Backwaren werden „fluffiger", die Backzeit verkürzt sich. Leider tut sich unsere Verdauung mit diesem unnatürlich hohen Glutengehalt wesentlich schwerer. Die Darmschleimhaut ist überfordert, reagiert gereizt und obige Beschwerden entwickeln sich. Dazu kommt noch, dass Backwaren mittlerweile in Supermärkten nur mehr rasch aufgebacken werden. Die sogenannte „lange Teigführung" hat in der Industrie keinen Platz mehr. D.h. jener Prozess, wo der Teig zunächst geduldig geknetet wurde, um dann zu ruhen und über Nacht oder länger zu gehen, entfällt mittlerweile komplett. Diese Zeit ist aber notwendig, damit währenddessen das verwendete Getreide sozusagen schon „vorverdaut" werden kann, bevor es gegessen wird. Während dieser Aufbereitungen werden Eiweiße bereits gespalten und Enzyme können sich bilden, die das Backwerk bei Genuss bereits leichter verdaulich machen. Ganz abgesehen davon, dass man früher Frischgebackenes sowieso nie am selben Tag essen durfte. Heute gilt Brot vom Vortag bereits als unverkäuflich und wird weggeworfen.

Auch Milchprodukte und viele andere Lebensmittel bekommt man mittlerweile nur mehr in stark verarbeiteter und veränderter Form, angereichert mit Hilfsstoffen, Geschmacksstoffen und Farbstoffen. Was Nahrungsmittelunverträglichkeiten noch verschärft, sind die großen Mengen Zucker, die wir konsumieren. Ein Übermaß an Zucker bringt den Säure-Basen-Haushalt in Schieflage, raubt Mineralien und schädigt das Darmmilieu.

Milch und Weizen belasten den Darm

An diese wenig natürliche moderne Ernährungsform mit einem Überangebot von Beistoffen konnte sich der menschliche Organismus offensichtlich nicht in so kurzer Zeit gewöhnen. Ein bis mehrere Unverträglichkeiten zeigen sich in rascher Folge. Manche Menschen haben das Gefühl, „gar nichts mehr" zu vertragen und klagen über ein sogenanntes Reizdarmsyndrom. Da hilft nur eines. Die Nahrungsmittel, die nicht vertragen werden, müssen zunächst weggelassen werden, damit der Darm entlastet wird und die gereizten Schleimhäute die Chance haben, sich zu regenerieren. Eine Korrektur des überbeanspruchten Darmmilieus macht unter fachkun-

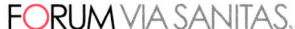

diger ärztlicher Führung Sinn. Doch auch die Zufuhr der besten Darmfloraprodukte wird nur greifen, wenn sie auf „fruchtbaren Boden" fallen, d.h. das Darmmilieu und die Darmschleimhaut diese aufnehmen können. Auch wenn es durch diese Maßnahmen besser geht, besteht die Gefahr eines Rückfalles, wenn Sie in alte Ernährungsmuster zurückfallen und ihre Verdauungswege wieder mit für Sie belastender Ernährung überbeanspruchen.

Bitterstoffe fördern das Darmmilieu

Pflanzliche Bitterstoffe können jedoch dazu beitragen, die Aufspaltung vieler Nährstoffe so zu unterstützen, dass die Nahrung für Sie besser verträglich wird. Die für diesen Prozess zuständigen Organe sind Magen, Leber, Gallenblase, Bauchspeicheldrüse und Darm. Sie sorgen für die nötigen Verdauungssäfte und Enzyme, um die aufgenommene Nahrung aufzuspalten und verdaubar zu machen.

Gerade die Bauchspeicheldrüse ist in diesem Zusammenhang sehr wichtig. Ganz offen gefragt: Kennen Sie nicht auch breiige, ungeformte Stuhlgänge, die sich schwer aus der WC-Schüssel entfernen lassen? Benötigen Sie mitunter Unmengen von Toilettenpapier, um sich sauber zu fühlen? Das können Hinweise einer überlasteten und gestörten Bauchspeicheldrüsenfunktion sein.

Bitterpflanzen leisten dabei eine wertvolle Hilfe. Eine Pflanze mit guter Wirkung auf die Bauchspeicheldrüse ist zum Beispiel der Löwenzahn (Taraxacum officinale). Eine Frühjahrskur mit frischem Löwenzahn regt die Säfte an und damit auch den Abbau aller alten Schlacken. Kombiniert mit anderen Bitterstoffpflanzen verstärkt sich diese Wirkung noch. Besonders effektiv ist auch die Gelbe Enzianwurzel (Gentiana lutea). Volkstümlich wird sie sogar als Darmwurz bezeichnet. Diese bitterstoffreichen Wurzeln sind als Tee sehr gewöhnungsbedürftig, aber als Tropfen in Kombination mit anderen Bitterkräutern und Gewürzen für den mobilen Einsatz gut geeignet.

Bitterstoffe unterstützen den Stoffwechsel

Bitterpflanzen unterstützen bei Nahrungsunverträglichkeiten die Regulierung des gesamten Stoffwechsels, regen die Säfte an, wirken speziell auf die gereizten Darmschleimhäute, regulieren die Abwehrkräfte und sind entzündungswidrig. Besonders der letzten Eigenschaft kommt bei Unverträglichkeiten eine große Bedeutung zu, denn oft entsteht eine mehr oder weniger starke Entzündungsreaktion an der Darmschleimhaut. Antientzündliche Heilpflanzen, wie Wermut oder Schafgarbe, werden dann kombiniert mit reizlindernden, schleimhaltigen Pflanzen, beispielsweise Melisse und Fenchel. Ebenfalls sehr nützlich bei entzündlichen Beeinträchtigungen der Darmschleimhaut sind milde Gerbstoffe, wie sie zum Beispiel Löwenzahn, Frauenmantel oder Pomeranzenschalen enthalten. Die gerbenden Eigenschaften schützen und regenerieren die Darmschleimhaut und machen sie unempfindlicher. Dies ist besonders bei Neigung zu dünnem Stuhlgang zu empfehlen.

TIPP
Die Bitterstofftropfen sollten 15-20 Minuten vor jedem Essen eingenommen werden, damit die Säfte von Magen, Leber und Bauchspeicheldrüse ins Fließen kommen können. Wenn dann die Nahrung kommt, ist alles gut vorbereitet und die Verdauung und Aufspaltung kann nun erfolgen. Das ist auch nach einer Darmsanierung ein ganz wunderbares Aufbaumittel. Als vierwöchige Kur verbessern die Bitterkräuter die Nährstoffaufnahme, wirken blutbildend, kräfteaufbauend und entsäuernd.

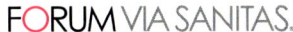

Reizdarm – was ist das eigentlich und was kann ich tun?

Das Reizdarmsyndrom zeichnet sich durch eine Vielzahl von Symptomen im Magen-Darm-Trakt aus. Zum Beispiel Völlegefühl, Blähungen, Darmkrämpfe, Bauchschmerzen, Verstopfung oder Durchfall. Die genaueren Ursachen und die Krankheitsentstehungsmechanismen sind bis dato noch unklar. Bakterielle Infekte des Darms oder Störungen der Darmflora (zum Beispiel durch Antibiotikagabe) gehören zu den Risikofaktoren und können in weiterer Folge zu einem Reizdarmsyndrom führen. Es kann beobachtet werden, dass Patienten mit Reizdarmsyndrom häufig an einer Nahrungsmittelunverträglichkeit leiden. Ebenso ist der Zusammenhang einer veränderten Darmflora naheliegend. Menschen mit psychischen Belastungen, sowie chronischem Stress sind anfälliger für diese Diagnose. Es gibt Vermutungen, dass das darmeigene Nervensystem dabei außer Takt geraten kann und somit Störungen in der Koordination der Darmmotorik hervorgerufen werden. Bei einer Imbalance des Hormonhaushaltes, insbesondere des Botenstoffes Serotonin, kann es zu einer Überaktivierung des darmeigenen Nervensystems kommen und folglich zu typischen Symptomen wie Schmerzen und Durchfall. Häufig haben Reizdarm-Patienten noch weitere Symptome wie Kopfschmerzen, chronische Rückenschmerzen, Herzklopfen, Schlafstörungen und vieles mehr.

Was kann man nun nach ärztlicher Abklärung selbst tun, um aus diesem Kreislauf der Reizdarmbeschwerden herauszukommen? Als erster Schritt ist sicher die konsequente Umstellung auf eine gesunde, regelmäßige, vitale und verträgliche Ernährung entscheidend. Auch das gute Kauen der Nahrung dient nicht nur der Zerkleinerung des Speisebreis, sondern ist maßgeblich, um den Verdauungsprozess optimal zu begünstigen. Eine tägliche reichliche Trinkmenge (lauwarmes stilles Wasser, Kräutertees) spielt ebenfalls eine wichtige Rolle. Weitere wesentliche Aspekte sind, den Stress bewusst zu reduzieren, sowie Körper, Geist und Seele ausreichend Erholungszeit zu gewähren. Stress ist einfach Gift für den Darm und die Verdauung! Das Reizdarmsyndrom betrifft mittlerweile ca. 20 % der westlichen Bevölkerung. Neben den ärztlich empfohlenen Medikamenten gibt es daher bereits gute Erfahrungen zu komplementären Therapiemöglichkeiten. Eine Reihe von Daten zeigen, dass pflanzliche Bitterstoffe eine gute zusätzliche Option darstellen, um eine Verbesserung der Symptome hervorzurufen und mit wenigen Nebenwirkungen einhergehen. Hier zeigen die Erfahrungen, dass die Anwendung einer Mischung von pflanzlichen Bitterstoffen und Gewürzen bessere Erfolge bringt, als die Verabreichung der jeweils darin enthalten Einzelkräutern. Im Vergleich zu den Einzelkräutern kann ein Kombinationspräparat aus pflanzlichen Bitterstoffen Verdauungsbeschwerden und Reizdarmsyndrome deutlich besser lindern.

TIPP: Ernährungstagebuch bringt wertvolle Erkenntnisse
Bei Nahrungsmittelunverträglichkeiten und Reizdarmsymptomatiken fährt die Befindlichkeit mitunter Hochschaubahn. Mal geht es gut, dann wieder reagiert der Darm mit unangenehmen Beschwerden. Um herauszufinden, worauf Ihr Darm reagiert und was Sie vertragen, bzw. was nicht, ist es hilfreich Tagebuch darüber zu führen, was Sie wo gegessen haben und was die Zutaten der Mahlzeiten waren. Der menschliche Darm ist ein hochsensibles Organ und auch die Rolle der Psyche ist von Bedeutung. Dokumentieren Sie daher zusätzlich ihre jeweilige Stimmungslage, depressive Episoden und stressige Perioden. Nach einiger Zeit werden Sie vielleicht Verhaltensmuster oder Nahrungsmittel entdecken, die ihre Beschwerden verstärkt haben.

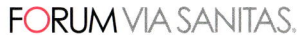

Reizdarm-CHECK
Erste Anzeichen für einen möglichen Reizdarm:

✓ Beschwerden werden nach dem Stuhlgang merklich besser

✓ Veränderungen in der Häufigkeit oder der Form des Stuhlgangs (Durchfall/Verstopfung)

Diese Symptome können auf ein Reizdarmsyndrom hindeuten, wenn sie über einen längeren Zeitraum auftreten:

✓ aufgeblähter Bauch

✓ stechende oder krampfartige Schmerzen

✓ veränderte Häufigkeit des Stuhlgangs (mehr als 3 x / Tag oder weniger als 3 x / Woche)

✓ veränderte Stuhlform (wässrig oder sehr hart)

✓ veränderte Stuhlgewohnheiten (Zwang zum Pressen, starker Stuhldrang, Gefühl der unvollständigen Entleerung)

Weitere Anhaltspunkte sind eine Besserung der Beschwerden bei längerer Entspannung (zum Beispiel im Urlaub) und eine Verschlechterung unter Stress und psychischer Belastung.

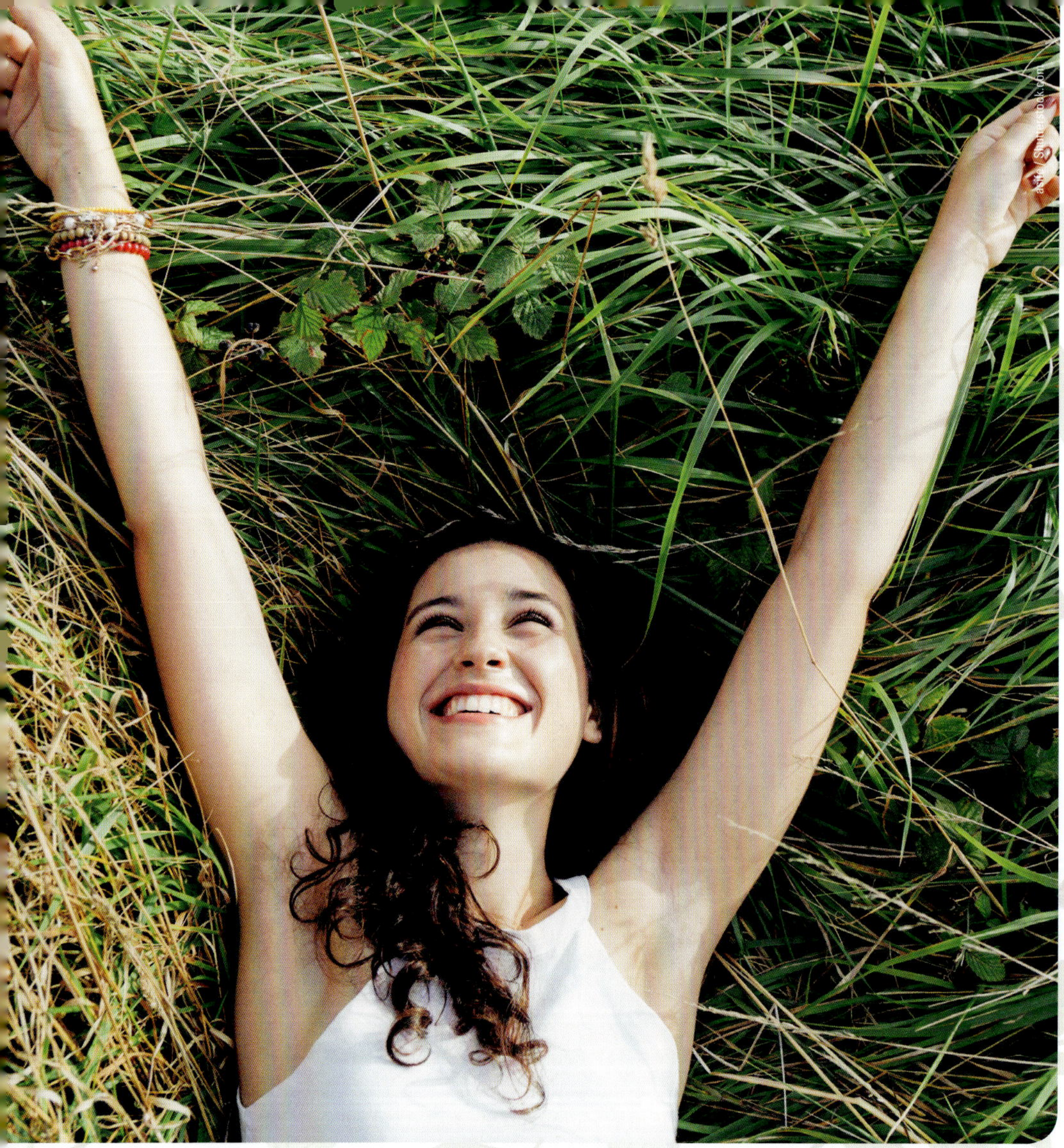

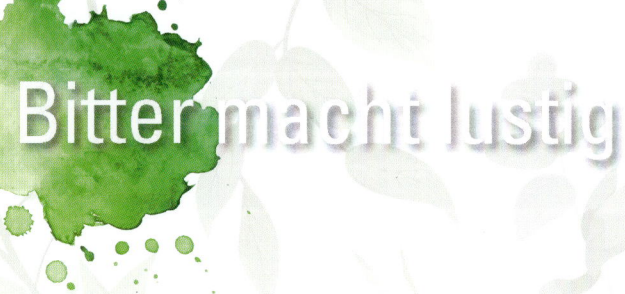

Bitter macht lustig

Bitterstoffe als Turbo für Psyche und mentale Stärke

Die Erfahrungsheilkunde weiß schon lange, dass Bitterkräuter das Gemüt aufhellen können. Traditionell wurden depressive Verstimmungen altbewährt mit Bitterstoffrezepturen behandelt. Zahlreiche Forschungsergebnisse können inzwischen belegen, dass Bitterpflanzen das Nervensystem stabilisieren können. Sie tragen dazu bei, dass der Wechsel zwischen Anspannung und Entspannung in einem gesunden Rhythmus funktioniert und wir die Herausforderungen des Lebens reibungsloser überstehen können.

Eine Studie (1) über die Anwendung von Wermutkraut bei Morbus Crohn Patienten, konnte zeigen, dass Wermut bei dieser entzündlichen Darmerkrankung nicht nur einen guten entzündungswidrigen Effekt hat, sondern sozusagen „nebenbei" auch eine verblüffende antidepressive Wirkung entwickelt.

Eine weitere Forschungsarbeit an tibetischen Bitterkräutern konnte belegen, dass Bitterstoffe einen wichtigen Beitrag zu einem guten Tryptophanstoffwechsel leisten können. Die essentielle Aminosäure Tryptophan ist die Vorläufersubstanz des stark stimmungsaufhellenden Neurotransmitters Serotonin. Nehmen wir zu wenig Tryptophan über die Nahrung auf, kann der Körper nicht ausreichend Serotonin bilden. Serotonin trägt wesentlich zu unserer Ausgeglichenheit, inneren Ruhe, geistigen Wachheit und Leistungsfähigkeit bei. Serotonin unterstützt und reguliert unseren Tag-Nacht-Rhythmus und vor allem unsere Stimmungslage.

Liegt z.B. entzündliches Geschehen vor, wird im Körper vermehrt Tryptophan abgebaut, das uns wiederum für den für die gute Stimmung so wichtigen Serotoninstoffwechsel fehlt. Bitterstoffe wirken nicht nur per se entzündungswidrig, sie können auch einen Tryptophanabbau hemmen. Die Arbeit konnte auf diesem Wege den Einfluss von Bitterstoffen auf die Stimmungslage zeigen (2).

Man weiß inzwischen auch, dass Bitterstoffe das autonome vegetative Nervensystem positiv beeinflussen können. Dieser Teil des Nervensystems, der von uns nicht willentlich beeinflusst werden kann und vitale Körperfunktionen wie Herzschlag, Atmung oder Schwitzen steuert, besteht aus zwei unterschiedlichen Kreisläufen, dem sympathischen und parasympathischen System.

Der **Sympathikus** ist der Motor unseres Körpers, der die Energieressourcen des Körpers aktiviert, um bereit für körperliche und geistige Leistung zu sein. Er reagiert auf Außenreize, macht uns bereit für Höchstleistungen, lässt das Herz schneller schlagen und unterstützt uns in stressigen Situationen. Die anregenden Bitterstoffe beschleunigen den Blutkreislauf, trainieren die Elastizität der Gefäße und aktivieren den gesamten Stoffwechsel. Ein überaktiver Sympathikus sendet allerdings auch an den Darm das Signal „mal eine Runde auszusetzen", denn in stressigen Perioden wird die Energie für Leistung gebraucht und kann nicht zur Verdauung verwendet werden. Der Darm bekommt über das enterale Nervensystem den „Auftrag", seine Verdauungsarbeit auf Sparflamme zu setzen, bis der Organismus sich entspannt und in Ruhe der Verdauungsarbeit widmen kann. Das erklärt, warum wir in stressigen Perioden wesentlich anfälliger sind für Verdauungsstörungen, Völlegefühl, Bauchkrämpfe, Blähungen und Verstopfung.

Der **Parasympathikus** hingegen sorgt für Ruhe, Entspannung, Regeneration und einen guten Schlaf. Er sorgt dafür, dass die Stresshormone Cortisol und Adrenalin, die in Stressphasen vermehrt ausgeschüttet werden, abgebaut werden und der Organismus wieder zu Ruhe kommt. Hier können die pflanzlichen Bitterstoffe einen wertvollen Beitrag zur Entspannung und Beruhigung leisten.

Eine Studie zur Frauengesundheit (3) konnte bei Frauen nach dem Wechsel mit ausgeprägten Schlafstörungen zeigen, dass sich z.B. durch die Gabe der Bitterpflanzen Lavendel und Bitterorange die Schlafqualität und die Stimmung deutlich verbessern lässt.

Die Bitterkräuter bewähren sich daher in Perioden von Stimmungstiefs. Gerade im Herbst und Winter, wenn uns die Sonne fehlt und die dunklen Tage lang sind, uns trübes, kaltes, feuchtes Wetter auf die Stimmung schlägt, können Bitterkräuter eine gute Hilfe gegen den Winterblues sein.

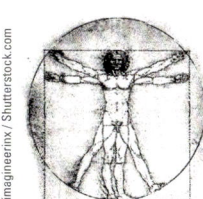

SYMPATHIKUS
(Kampf und Flucht)
- Herz
- Lunge
- Muskelanspannung
- Blutgerinnung
- Schmerzunterdrückung
- Sinnesschärfung

PARASYMPATHIKUS
(Regeneration und Reflexion)
- Immunsystem
- Verdauung
- Libido
- Muskelregeneration
- Verankerung von Erlerntem
- Strategische Überlegungen

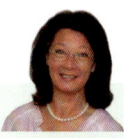

TIPP

In der kalten Jahreszeit vor dem Schlafengehen einige Tropfen Kräuterbitter (z.B. Bittersegen®) in eine Tasse warmes Wasser geben und schluckweise genießen. Die aromatischen Gute-Nacht-Kräuter beruhigen die Nerven und lassen uns gut schlafen. Gleichzeitig stellen die Bitterkräuter gerade im Winter eine sinnvolle Unterstützung der Immunabwehr dar.

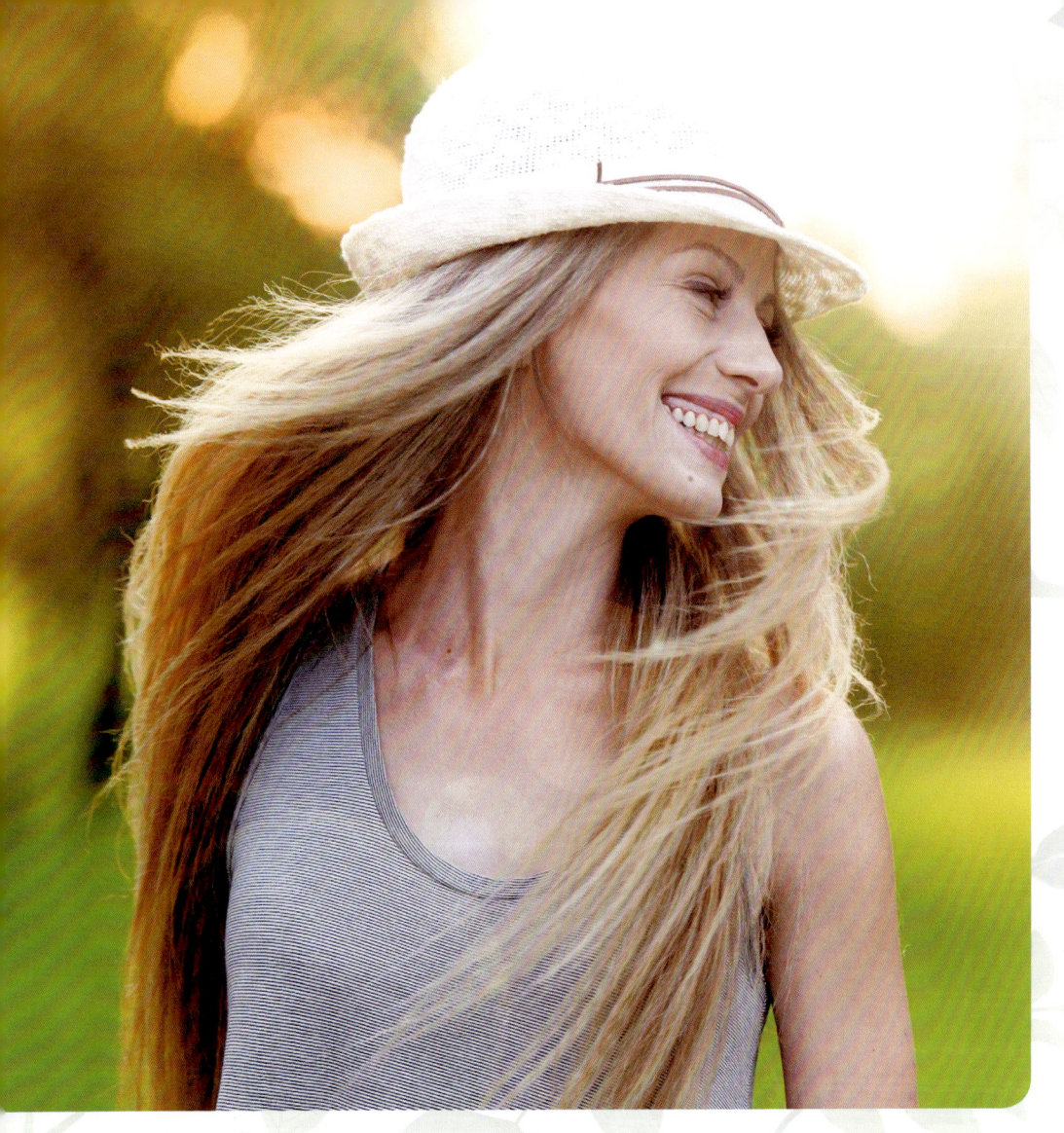

Mehr Energie im stressigen Alltag

Kraftquelle Bitterstoffe

Stress, Druck und Hektik sind in unserem modernen Alltag schon fast normal und gehören dazu. Die Beeinträchtigungen unseres Wohlbefindens schleichen sich oft unbemerkt ein.

Die erhöhte Belastung des Herz-Kreislaufsystems und der Verdauung zeigt sich mitunter plötzlich, aber heftig. Die Steuerung dieser Abläufe erfolgt über das vegetative Nervensystem. Das ausgewogene Wechselspiel zwischen Anspannung und Entspannung im stressigen Alltag mit Termin- und Leistungsdruck, mangelnden Pausen und Überstunden kann nicht mehr funktionieren. In dieser Daueranspannung ist der Sympathikus permanent überaktiv und versetzt unsere Körperfunktionen in andauernde Alarmbereitschaft. Der Puls ist schnell, die Atmung ist flach, die Muskeln sind angespannt, der Geist überaktiv und die Verdauung reduziert. Gerät das Gleichgewicht zwischen Anspannung und Entspannung über längere Zeit aus der Balance, machen sich Symptome, wie Nervosität, innere Unruhe, Gereiztheit, Schlafstörungen und Magen-Darm-Beschwerden unangenehm bemerkbar. Auch eine erhöhte Infektanfälligkeit kann Folge eines stressigen Lebenswandels sein.

Ausgewogene Rezepturen aus pflanzlichen Bitterstoffen, können das überreizte Nervensystem wieder in eine gesunde Balance bringen. Die rhythmisierende Kraft der Bitterkräuter hilft dem Menschen, den Wechsel zwischen Anspannung und Entspannung wieder harmonisch auszugleichen. Die bittern Kräuter und Gewürze entspannen das Gemüt und das Nervensystem.

TIPP

Halten Sie im stressigen Alltag einmal kurz inne. Statt zum schnellen Espresso zu greifen, sich an einer Zigarette anzuhalten oder in die Schokoladeschachtel zu fallen, lohnt es sich, einige Tropfen Bittermischung (z.B. Bittersegen®) in einem Glas Wasser gelöst schluckweise zu trinken. Die aromatischen Bitterstoffe umschmeicheln den Gaumen und verschaffen ein angenehmes, zufriedenes und kräftiges Wohlgefühl! Machen Sie den Test und nutzen Sie das Bitterelixier als Ihren persönlichen Energy-Booster! Immer wenn es Ihnen untertags zu viel wird, ein paar Tropfen davon, tief durchatmen, Schulterkreisen und ein Lächeln auf die Lippen zaubern!

Hören Sie auf Ihr Bauchgefühl?

Redewendungen sagen, man soll auf seinen „Bauch hören" oder man entscheidet etwas „aus dem Bauch heraus". Die Mediziner sprechen von einem „Bauchhirn". Doch was ist dran an diesen Gefühlen aus dem Bauch? Der Darm ist mit einem Nervengeflecht umhüllt, in dem so viele Nervenzellen sitzen, wie in unserem Rückenmark. Jede Veränderung des Darms stört das Nervengeflecht und verändert die Übertragung von Signalen. Die Mediziner gehen heute davon aus, dass Reizdarmpatienten besonders empfindlich auf diese gestörten Signale aus dem Darm reagieren. Das erklärt auch, warum sich psychische Belastungen stärker auf den Bauch auswirken.

Der gesamte Verdauungsprozess wird vom Enterischen Nervensystem gesteuert, einem vielschichtigen Geflecht aus etwa 100 Millionen Nervenzellen, welches autonom, also ohne Einflussnahme des Gehirns, arbeiten kann. Aufgrund seiner Selbständigkeit wird das Enterische Nervensystem auch als „Bauchhirn" bezeichnet. Das Enterische Nervensystem ist ein komplexes und sehr sensibles System. Solange es ungestört arbeitet, merken wir nichts davon. Dieses Bauchhirn kann zwar unabhängig vom Gehirn arbeiten, ist aber eng damit verbunden. Das sogenannte vegetative Nervensystem beeinflusst unsere Magennerven, die wiederum in enger Zusammenarbeit mit unserem Hormonsystem die Tätigkeit von Magen und Darm steuern.

Insofern beeinflussen sich Magen und Psyche gegenseitig. Der sympathische Teil des Autonomen Nervensystems bremst die Magensaft-Ausschüttung und hemmt die Bewegungen des Magens. Der parasympathische Teil fördert dagegen die Magensaftsekretion und Durchblutung. Außerdem aktiviert er die Magentätigkeit. Welcher Einfluss überwiegt, hängt von der äußeren Umgebung ab. Stress und andere psychische

Belastungen können dazu führen, dass das Bauchhirn buchstäblich „die Nerven verliert". Vielleicht haben Sie selbst schon Situationen erlebt, in denen sich Nervosität oder Aufregung auf den Magen geschlagen haben: Magen- und Bauchschmerzen oder Durchfall treten zu aller Aufregung meist nicht plötzlich auf. Der Kommunikationsweg kann allerdings auch umgekehrt funktionieren. Verdauungsstörungen und Darmerkrankungen können sich in Folge zudem auf die Psyche auswirken. Eine Fehlbesiedelung der Darmflora oder eine funktionelle Störung des Verdauungstraktes kann depressive Verstimmungen und Konzentrationsstörungen nach sich ziehen. Umso wichtiger ist es bei stressbedingten Verdauungsstörungen zurück zu einer guten Balance zu finden und den stressigen Lebensstil kritisch zu betrachten.

TIPPS: bei stressbedingten Verdauungsstörungen
- Versuchen Sie, Stress so gut wie möglich zu reduzieren.
- Nehmen Sie sich zwischendurch bewusst Zeit zur Entspannung. Schon einfache Atemübungen helfen Stress abzubauen und den Darm zu entspannen.
- Ein geregelter Tagesablauf beeinflusst die Verdauung positiv. Versuchen Sie, ihren natürlichen Biorhythmus zu unterstützen, indem Sie jeden Tag ungefähr zur selben Zeit aufstehen, essen und schlafen gehen.
- Achten Sie auf eine aufrechte Körperhaltung und bewegen Sie sich regelmäßig zwischendurch. Schon ein einfacher Spaziergang oder ein genussvolles Räkeln am Schreibtisch hilft, einer Verkrampfungen der Magen-Darm-Muskulatur vorzubeugen.
- Bauen Sie kleine Genussrituale in Ihren Alltag ein, um Ihrer Verdauung etwas Gutes zu tun. Zelebrieren Sie z.B. genussvoll die Einnahme einiger Bittertropfen vor den Mahlzeiten. Dieses bewusste Ritual ist auch für Ihre Verdauung ein Signal zu entspannen und sich auf „etwas Gutes im Leben" zu freuen.
- Mit Genuss und Freude verdaut es sich viel besser!

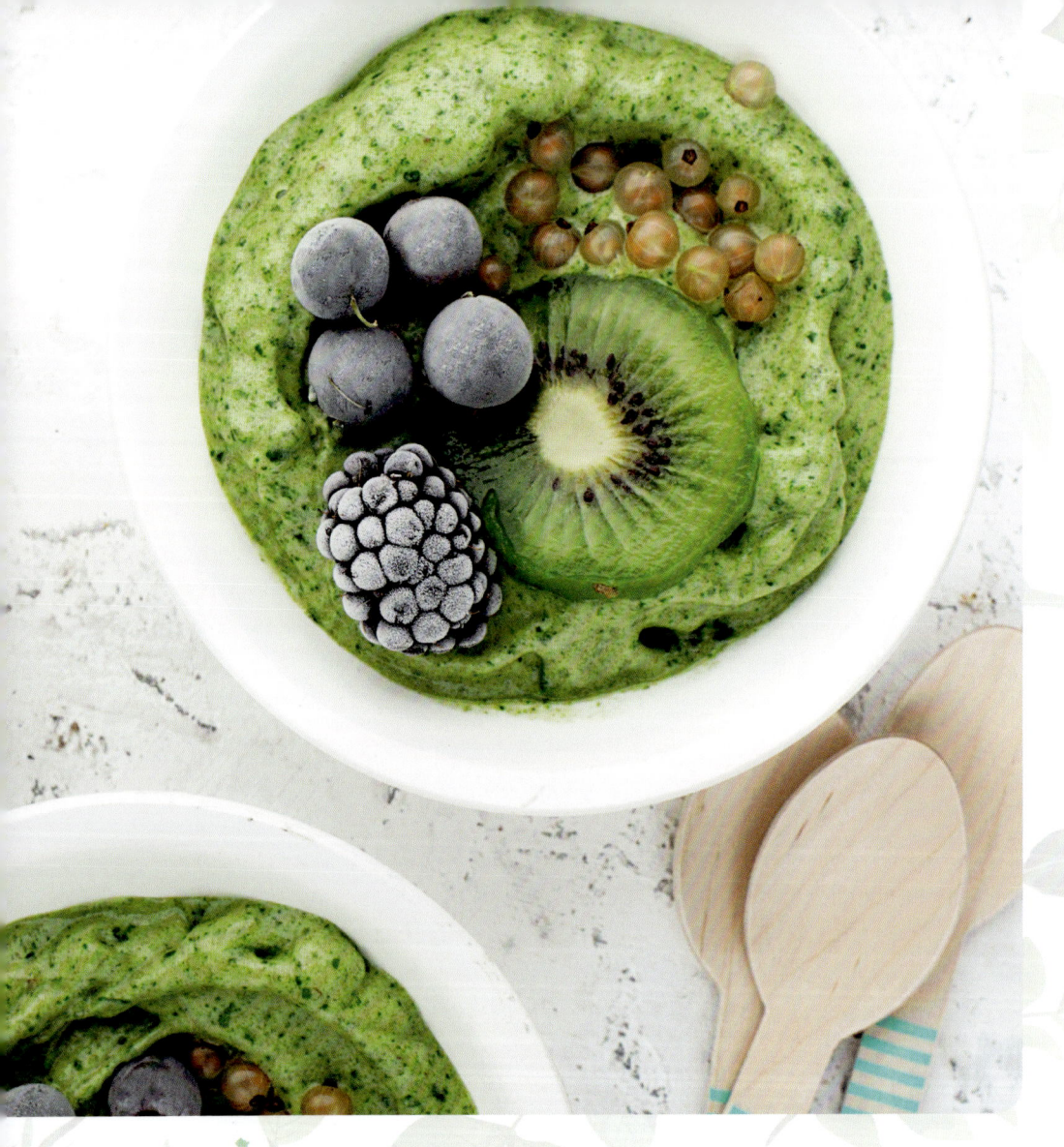

Bitter gegen sauer

Bitterstoffe für einen ausgeglichenen Säure-Basen-Haushalt

Der bekannte Spruch. „Sauer macht lustig!" gilt leider nur, wenn der saure Anteil in unserer Ernährung in einem ausgewogenen Verhältnis zu den anderen Geschmacksrichtungen steht. Ein Übermaß an Säure führt zur Übersäuerung und dann bekommt man rasch den weniger sympathischen Ausspruch zu hören: „Bist Du vielleicht sauer?"

Die heutige zumeist kohlenhydratlastige Ernährung mit einem hohen Anteil an Fleisch, Käse, Milch und auch Alkohol, führt leicht zu einer Übersäuerung des Organismus. Ein sitzender Lebensstil, zu wenig Bewegung in freier Natur und Stress begünstigen zusätzlich eine Übersäuerung. Sie kennen sicher das Gefühl, nach stressigen Tagen, einer kurzen Nacht, oder zuviel des guten Essens sich so richtig unangenehm übersäuert zu fühlen. Man kommt sich träge und unbeweglich vor, schmerzhafte Muskelverspannungen, Kopf- und Nackenschmerzen machen sich bemerkbar, die Konzentration ist durch einen „Wattenebel" im Kopf getrübt und der Appetit durch anhaltendes Völlegefühl abhandengekommen. Von der Laune ganz zu schweigen, denn die ist im Keller! Eine Imbalance im Säure-Basen-Haushalt im Sinne einer Übersäuerung ist mit dem spürbaren Verlust von Vitalität verbunden. Der Körper ist in der Übersäuerung nur sehr verzögert in der Lage, die belastenden Giftstoffe loszuwerden und auszuscheiden.

Es fehlen Mineralstoffe wie Magnesium, Kalium und Kalzium, die den Körper in seiner Ausscheidungsleistung unterstützen, um das teigig aufgedunsene Gesicht, den schlecht riechenden Schweiß, die Fettröllchen um die Taille und das aufgequollene Bindegewebe wieder in den Griff zu bekommen. Auch wenn die Merkmale einer Übersäuerung nicht immer so drastisch sind: dunkle Augenringe, anhaltende Müdigkeit und Adynamie, fahle Haut, Sodbrennen und Magendruck, sowie ungesundes Aussehen, können ebenfalls schlichtweg auf permanente Übersäuerung zurückzuführen sein.

Jetzt macht es einfach Sinn, den Körper kräftig zu entsäuern und ihm wieder ausreichend Basenreserven zur Verfügung zu stellen. Dazu gibt es mehrere Möglichkeiten, die sich optimalerweise je nach Befindlichkeit und Möglichkeit kombinieren lassen: Ernähren Sie sich einige Tage bewusst überwiegend basisch, trinken Sie viel reines und stilles Wasser, nehmen Sie einige Tage ein gutes Basenpulver, um dem Körper wieder ausreichend Magnesium, Kalium und Kalzium zur Verfügung zu stellen und vor allem: nehmen Sie regelmäßig Ihre Bitterstofftropfen ein! Bitterstoffe helfen dem Körper sozusagen von „innen heraus" selbst zu entsäuern. Durch die Aktivierung und Regulierung der Verdauungswege, vor allem aber durch die Aktivierung der basophilen Drüsen, können pflanzliche Bitterstoffe helfen, die körpereigenen Basenreserven zu aktivieren und vor allem überschüssige Säuren zu neutralisieren und rascher auszuscheiden. Schon ein paar Tropfen Bitterstofftinktur mehrmals täglich helfen, das Säure-Basen-Gleichgewicht und damit das Wohlbefinden und die Tatkraft wiederherzustellen.

> **TIPP**
> *Körperliche Bewegung an frischer Luft und aktivierte Atmung helfen dem Körper natürlich auch, lästige überschüssige Säuren rascher wieder loszuwerden. Ein paar Tropfen Bitterkräuter unterstützen dabei, den „inneren Schweinehund" zu überwinden, um aktiv zu werden.*

Gerade bei unserem modernen Lebensstil macht es durchaus Sinn, 1-2 mal im Jahr eine Basenkur oder eine Bitterstoffkur einzulegen. Probieren Sie einfach einmal aus, so eine Kur konsequent über 3-4 Wochen durchzuziehen. Sie werden verblüfft sein, wie schnell Sie die wohltuende Wirkung der Entsäuerung spüren! Sobald der Organismus wieder beginnt seine Regulationsstarre zu überwinden und überschüssige Säuren abzubauen, fühlen Sie sich sofort wohler, vitaler und aktiver. Die Schmerzen und Verspannungen werden leichter oder verschwinden und die Energie kehrt zurück!
Holen Sie sich Tipps und Anleitungen zur Bitterstoffkur auf Seite: 183

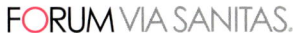

Säure-Basen-Haushalt:
Achten Sie auf eine ausgewogene Balance in Ihrer Ernährung.

2/3 basenbildende Lebensmittel	1/3 säurebildende Lebensmittel
BASENBILDENDE LEBENSMITTEL	**SÄUREBILDENDE LEBENSMITTEL**
• Gemüse, gekocht oder roh	• Weißes Mehl • Zucker
• Salat	• Kaffee • Alkohol
• Kartoffel	• Fleisch • Fisch
• Früchte	• Getreide • Bohnen
• Mandel • Kastanie	• Nüsse • Samen
• Frische Kräuter	• Senf • Essig
• Milch • Sahne	• Joghurt • Käse
• Ungesättigte Fettsäuren	• Alle Limonaden
• Wildkräuter, Bitterkräuter	

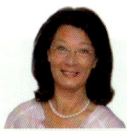

Tipp: ein Versuch lohnt sich: Bitterstoffe statt Magensäureblocker

Gehören Sie auch zu jenen Menschen, die aufgrund permanenter unangenehmer Magenschmerzen einen sogenannten „Magenschutz", d.h. einen Säureblocker einnehmen? Diese chemischen Stoffe können Ihre Symptome zwar kaschieren, aber zumeist die Ursache nicht beheben. Ein Versuch mit pflanzlichen Bitterstoffen kann nebenwirkungsfrei Linderung bringen und die Ursache an der Wurzel packen. Bitterpflanzen können auf natürliche Weise dazu beitragen, die gesunde Produktion der körpereigenen Verdauungssäfte zu regulieren und die Beschwerden durch die gereizten Magenschleimhäute zu lindern.
Aber Achtung: Bitterstoffe können keine Wunder vollbringen! Auch Bitterstoffe können natürlich nur in Kombination mit einer gesunden, möglichst basischen Ernährung ihre optimale Wirkung entfalten!

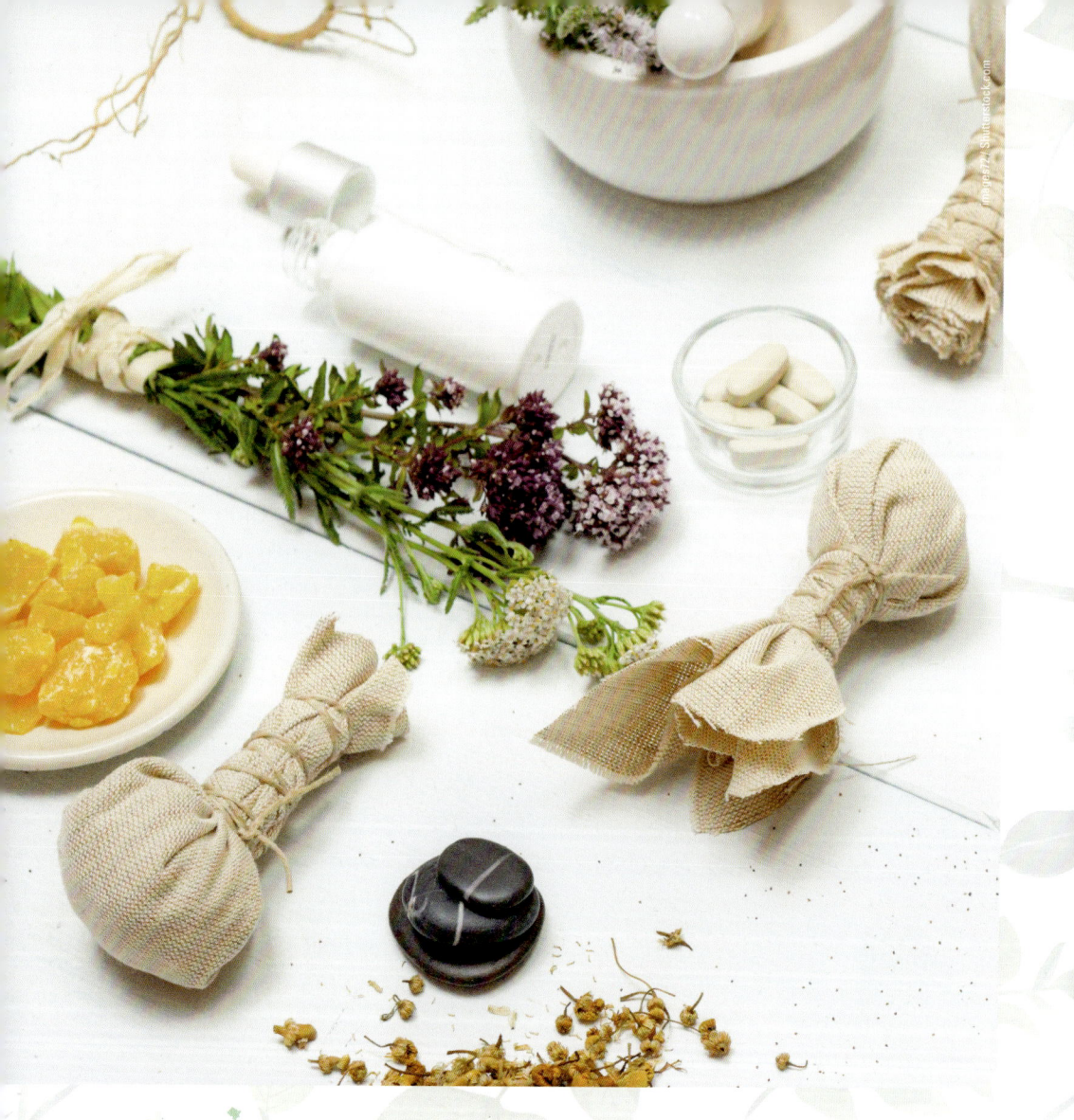

Bitterstoffe

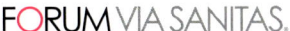

Bitterstoffe - Helfer der Leber

Die Leber spielt eine zentrale Rolle in unserem Organismus, vor allem für den Stoffwechsel. Die Leber ist unter anderem für die Verarbeitung und Speicherung von Nährstoffen sowie für den Abbau und die Ausscheidung von Giftstoffen verantwortlich. Ist die Leber in diesen Funktionen überfordert, ist die Gesundheit merklich beeinträchtigt. Die Leber vor allem in oder nach Belastungssituationen zu pflegen und zu schonen, trägt maßgeblich zu Gesundheit und Wohlbefinden bei.

Aufgaben der Leber
- Verarbeitung und Speicherung von Kohlenhydraten, Fetten, Eiweißen, Mineralstoffen, Spurenelementen und Vitaminen
- Aufspaltung von aufgenommenen Proteinen, z.B. in Aminosäuren
- Abbau und Ausscheidung von Schadstoffen
- Produktion des Gallensaftes
- Steuerung des Energie- und Hormonhaushaltes

Der Fettstoffwechsel wird ebenso durch das multifunktionelle Organ Leber gesteuert. Aus dem Abbau von Fetten kann die Leber Energie erzeugen. Zusätzlich dienen Fette wiederum der Produktion von Gerüstmolekülen für Hormone, Gallensäure oder dem wichtigen Membranbestandteil Cholesterin. Die Galle produziert pro Tag über einen halben Liter Gallenflüssigkeit. Die Galle befördert Fremdstoffe oder Abbauprodukte des Organismus in dem Darm, wo sie dann durch den Stuhl abtransportiert werden.

Die Leber ist unser wichtigster Vitaminspeicher. Bei Bedarf werden sofort vitamin-transportierende Hormone bereitgestellt, um unseren ganzen Organismus gezielt mit lebensnotwendigen Vitaminen und Spurenelementen zu versorgen. Unsere Nahrung könnte noch so vitaminreich sein, der Körper wird ohne den Verteilermechanismus der Leber nicht gesund bleiben.

Bitterstoffreiche Kräuter wirken auch sehr intensiv auf die Leber, weil sie eine starke antibakterielle Wirkung aufweisen. Da die Leber auch eine Reihe von Abwehrmechanismen gegen Viren und Bakterien besitzt, sollte man sie gerade in dieser oftmals überlebenswichtigen Funktion tatkräftig unterstützen. Nicht nur falsche Ernährung, auch Dauerstress und emotionale Überlastung setzen der Leber zu. In Belastungssituationen kann die Leber daher oft nicht genügend ihren eigentlichen Aufgabenbereich abdecken und den Körper durch ihre Funktion schützen. Deshalb sollten wir wirklich ernsthaft darüber nachdenken, wie wir unsere Leber pflegen.

Bitterstoffreiche Pflanzen, wie z.B. die Artischocke (Cynara scolymus), eignen sich besonders für ein Leberregenerationsprogramm. Sie ist eine der ältesten Heilpflanzen und wurde bereits bei Galen zur Leberstärkung verwendet. Blattextrakte aus dieser Planze enthalten neben Bitterstoffen und Flavonoiden verschiedene Phenolcarbonsäuren (Cynarin). Diese Inhaltsstoffe wirken aufgrund ihrer entgiftenden, regenerationsfördernden und antioxidativen Eigenschaft als Leberschutz.

Leberschutzstoffe finden sich auch in den Früchten der Mariendistel (Silybum marianum). Der wirksame Inhaltsstoff Silymarin, ein Komplex verschiedener Flavonolignane, unterstützt die Regeneration und die Funktion der Leber, indem er zerstörte Membranareale der Leberzellen abschirmt und damit das Eindringen von Giftstoffen verhindert.

Eine weitere Bitterstoffpflanze für die Leber ist der Wermut (Artemisia absinthium). Sowohl Leberschäden wie dyspeptische Beschwerden können damit begleitend behandelt werden. Die Bitterstoffe stimulieren die Sekretion von Verdauungssekreten und regen die Darmperistaltik an.

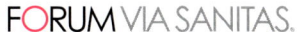

Das tut der Leber gut:

Die Leber gilt als sehr belastungsfähig. Sie kann sich bei kleineren Schädigungen in der Regel gut selbst reagieren. Schwere Leberschäden sind allerdings irreversibel. Eine beleidigte Leber meldet sich allerdings nicht wie andere Organe mit Schmerzen. Man sagt, der Schmerz der Leber ist die „Müdigkeit". Es lohnt sich daher, bewusst auf eine gute Leberfunktion zu schauen und der Leber etwas Gutes zu tun.

1. Viel trinken entgiftet: Achten Sie darauf, untertags ausreichend Wasser zu trinken (am besten 2 l ungesüßtes, stilles Wasser oder einfach gutes Leitungswasser täglich). Trinken unterstützt die Entgiftungsprozesse der Leber. Ist ausreichend Flüssigkeit vorhanden, können Gift- und Ausscheidungsstoffe rascher über die Leber abtransportiert und der Körper besser entlastet werden.

2. Bitterstoffe entlasten die Leber: Bitterstoffreiche pflanzliche Speisen tun der Leber gut. Gemüse wie Artischocken, Chicorée, Radicchio, Endiviensalat und Rosenkohl sollten mehrmals wöchentlich am Speiseplan stehen. Als Beilage oder Salat können diese noch mit Kräutern wie Salbei oder Löwenzahn ergänzt werden. Bitterstoffe sorgen dafür, dass die Gallenproduktion angekurbelt wird und die Fettverdauung besser funktioniert.

3. Kräuter für die Leber: Die Mariendistel ist ein pflanzliches Heilmittel, das die Leber nicht nur unterstützen kann, sondern ihre Regeneration auch fördert. Auch die Artischocke gilt als besonders gute pflanzliche Unterstützung für die Leber.

Legen Sie 1 - 2 mal im Jahr eine Leberkur mit pflanzlichen Bitterstoffessenzen ein, um ihre Leber zu pflegen. Nach Perioden besonderer Belastung (Weihnachtsfeiertage, Karneval etc.) machen einige „Leberpflegetage" Sinn, um sich rascher wieder wohl zu fühlen.

4. Gute Nachricht: Dunkle Schokolade ist gesund.
Neueste Erkenntnisse belegen, dass dunkle Schokolade mit einem hohen Kakaoanteil (und einem möglichst geringen Zuckeranteil) nicht nur gut für Herz-Kreislauf und den Blutdruck ist, sondern bei mäßigem Konsum auch der Leber gut tut.

5. Der gute alte Leberwickel
Nach zu fettem oder reichlichem Essen sollten Sie nicht zum Schnaps, sondern lieber zu einem Leberwickel greifen. Wie macht man das und warum? Tränken Sie ein kleines Handtuch in heißem Salzwasser und legen Sie es auf die Leberregion. Darauf kommt am besten noch eine Wärmeflasche und ein trockenes Tuch. Genießen Sie diese wohltuende Wärmeanwendung für 30 Minuten. Durch die Wärme wird die Leber besser durchblutet und der Entgiftungsprozess unterstützt und beschleunigt. Ein paar Tropfen Bitterkräuter unterstützen diese Anwendung.

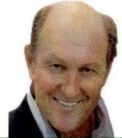

Prof. Florian Überall empfiehlt

Entgiftungsfunktionen stärken mit pflanzlichen Bitterstoffen

Unser Organismus muss sich permanent mit verschiedenen Schadstoffen aus der Umwelt, aus Wohngiften sowie aus Arznei- und Lebensmitteln oder auch Zahnmaterialien auseinandersetzen.

Ist der Körper nicht in der Lage, die belastenden Stoffe über die Entgiftungsorgane Niere, Haut, Lunge und Leber rasch wieder aus dem Körper abzutransportieren, können sich diese in unserem Organismus ablagern und unsere Gesundheit belasten. Spitzenreiter im Toxinsammeln ist beispielsweise die Bauchspeicheldrüse. Die Belastung durch toxische Substanzen, wie z.B. Schwermetalle aus der Umwelt, lassen Produktion und Ausstoß von Verdauungssäften sinken. Aufgrund des Mangels an Verdauungssäften kommt der Organismus in ein fortschreitendes Defizit. Zucker, Eiweiß, Fett kann nicht mehr verdaut werden. Es entstehen Gärungsprozesse, Fäulnis, und die dabei entstehenden Schwefelverbindungen belasten die Leber. Die Leber kann die im Blut zirkulierenden Schadstoffe (Medikamentenrückstände, Konservierungsmittel etc.) nicht mehr eliminieren. Hormone werden nicht mehr ausreichend abgebaut und Nebenniere, Schilddrüse, Hypophyse oder die Langerhans'schen Inselzellen werden belastet. Schadstoffbelastungen sind für den Organismus und die betroffene Organe purer Stress.

Die Schadstoffe, die nicht ausgeschieden werden können, belasten bevorzugt das Bindegewebe, vor allem fettreiche Gewebe wie Brustdrüse, Prostata, Knochenmark, Nerven und Gehirn. Die Durchführung einer Ausleitungstherapie ist hier angezeigt. Eine solche Ausleitungstherapie zur Entgiftung des Organismus wird nur über eine verbesserte Durchblutung im Zusammenwirken mit Ernährungslenkung und Darmsanierung erfolgreich sein.

Einen wichtigen Beitrag zur Begleitung einer Ausleitungstherapie können pflanzliche Bitterstoffe leisten. Sie unterstützen die Entgiftungs- und Verdauungsorgane, fördern die Durchblutung, fangen freie Radikale ab, bremsen die Radikalbildung, liefern Elektronen an Enzyme, die die Immunzellen vor Selbstschäden durch freie Radikale schützen und fangen giftige Schwermetalle ein. Eine Stärkung der Entgiftungsleistung und ein verbesserter Abtransport ist die Folge.

Als unabdingbare zusätzliche Maßnahme empfehle ich den Umgang mit den Schadstoffquellen abzufragen und wenn möglich abzustellen. Auch eine Nahrungsumstellung ist angezeigt.

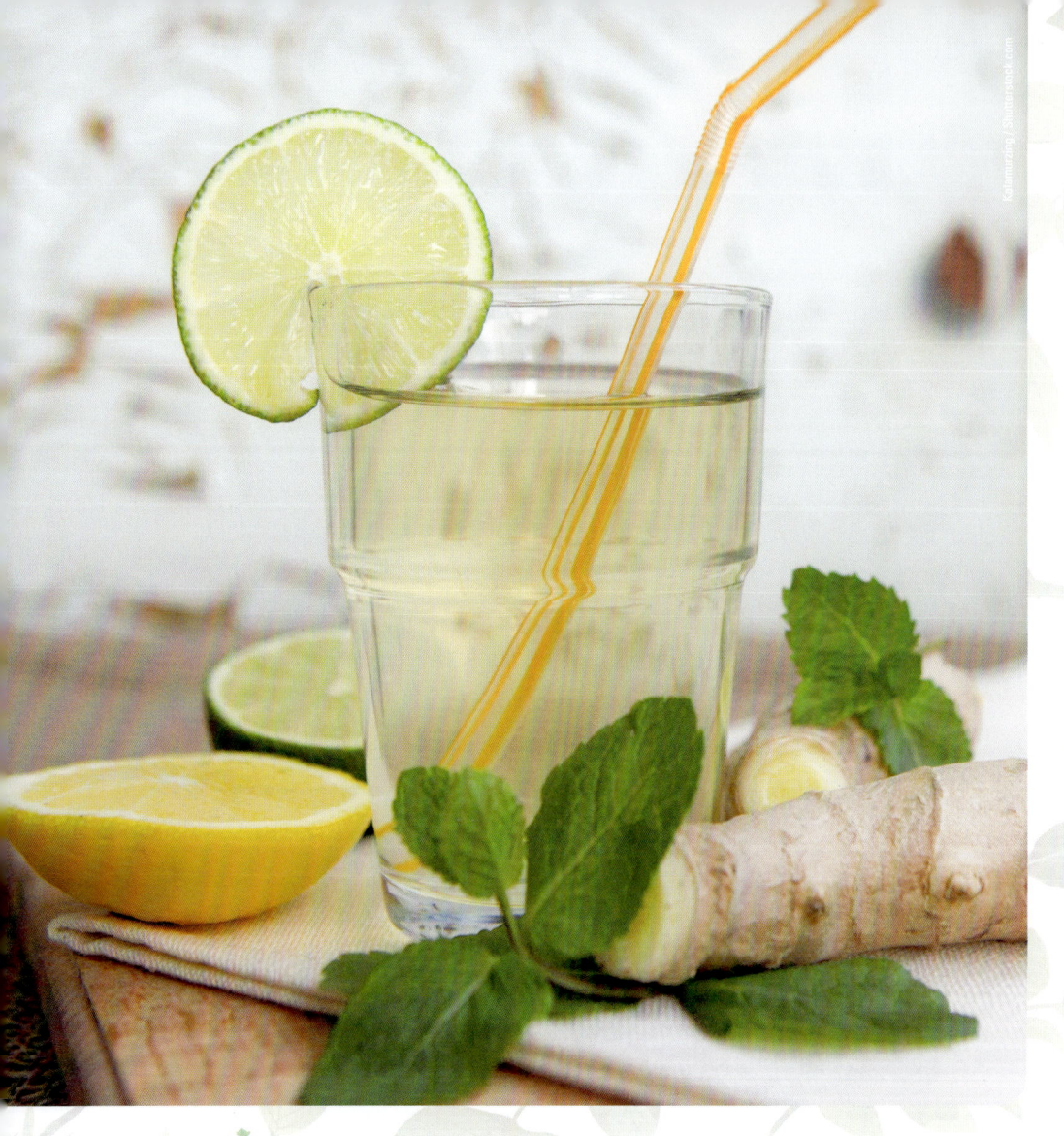

Bitterstoffe - natürliche Fettburner!

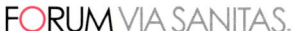

Turbo für den Stoffwechsel - bitter macht schlank, festigt das Bindegewebe, entschlackt und entgiftet.

Pflanzliche Bitterstoffe sorgen für die Anregung und vermehrte Produktion körpereigener Verdauungssäfte. Bereits im Mund aktivieren Bitterstoffe die Speichelbildung. Diese Förderung der Verdauung sorgt dafür, dass die aufgenommenen Mahlzeiten rascher zersetzt und besser verdaut werden. Die zugeführten Fette können mit Hilfe von Bitterstoffen leichter verarbeitet werden. Bitterstoffe helfen, dass das Sättigungsgefühl rascher wahrgenommen wird. Die Unterstützung der Verdauung trägt dazu bei, den Blutzuckerspiegel auch nach den Mahlzeiten stabiler zu halten. Das Sättigungsgefühl tritt rascher ein und hält länger an.

Der Körper bekommt dadurch das Gefühl rascher satt und versorgt zu sein. Die Lust nach neuerlicher Nahrungsaufnahme wird verzögert. Bitterstoffe, als bitteres Gemüse oder Wildkräuter in den Menüplan eingebaut oder als Bitterstofftropfen zu den Mahlzeiten eingenommen, erweisen sich damit als natürliche Essbremse, die verhindert, dass wir nach Süßem greifen, ohne eigentlich Hunger zu haben. Mithilfe der Bitterstoffe essen wir automatisch weniger, der Appetit wird natürlich geregelt und die schlanke Linie ergibt sich quasi von selbst.

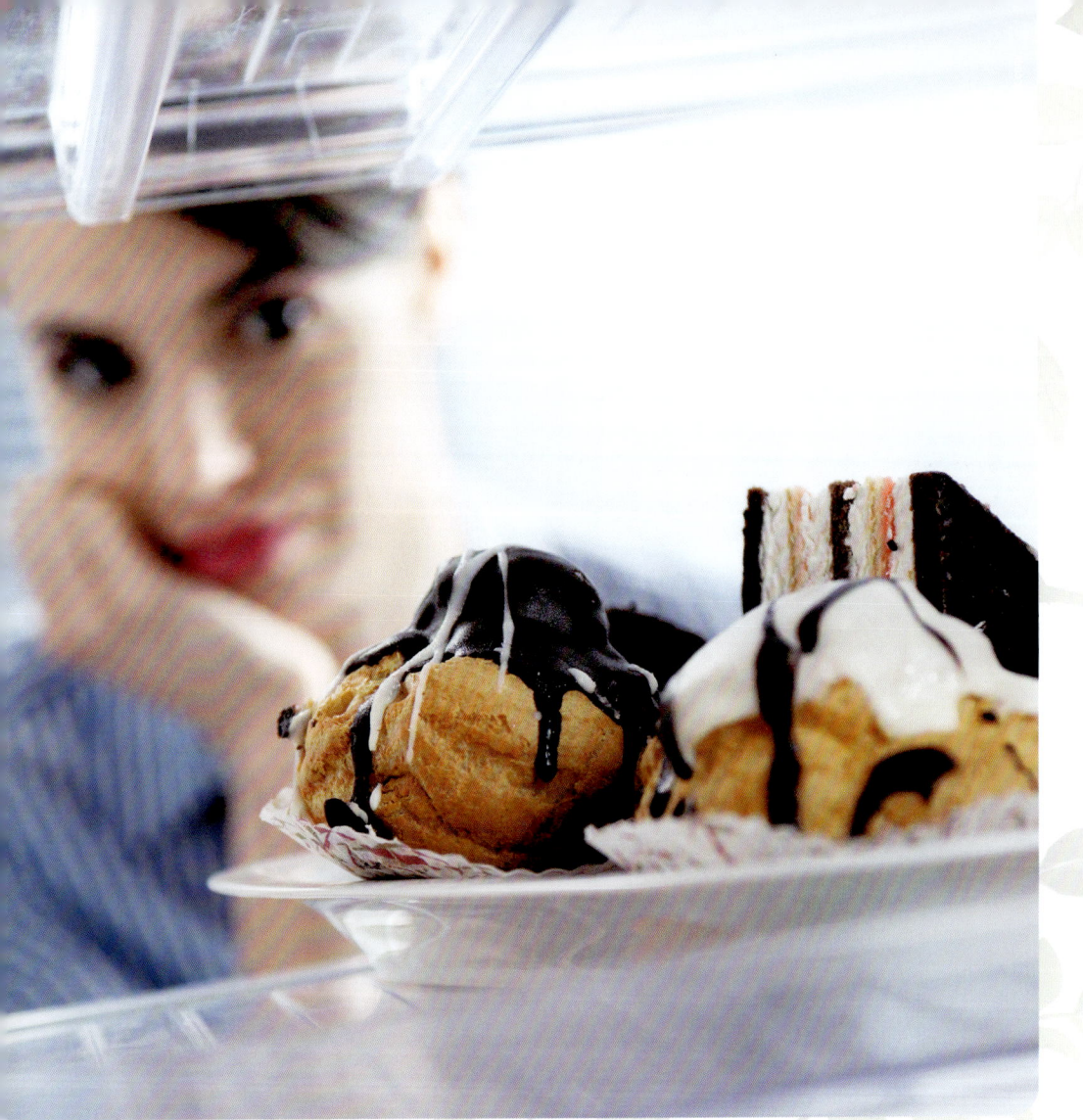

Zuckerfalle adé!

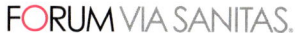

Bitterstoffe stoppen den Heißhunger

Wer kennt das nicht! Gerade ausreichend zu Mittag gegessen und eine Stunde später meldet sich das absolute und unstillbare Verlangen nach etwas Süßem. Hektisch werden Schreibtischschubladen und Geheimdepots nach Schokolade durchstöbert. Alle Gedanken kreisen nur mehr um die Beschaffung einer süßen Belohnung und an konzentriertes Arbeiten ist nicht mehr zu denken, solange der Heißhunger nicht gestillt ist.

Die gute Nachricht: Bitterstoffe reduzieren Ihr Verlangen nach Süßem! Probieren Sie es aus: Wenn sich die Heißhungerattacke akut meldet, nehmen Sie einfach ein paar Bitterstofftropfen und lassen Sie diese auf der Zunge zergehen – die Zuckergier verschwindet!

> **TIPP**
> *Probieren Sie es aus: Wenn sich die Heißhungerattacke akut meldet, nehmen Sie einfach ein paar Bitterstofftropfen und lassen Sie diese auf der Zunge zergehen – die Zuckergier verschwindet!*

Hinter diesem Mechanismus steckt ein einfaches, uraltes, archaisches Muster, dessen wir uns einfach nicht mehr bewusst sind. In der Natur bilden Pflanzen bittere Inhaltsstoffe auch als natürlichen Fraßschutz aus, um ihr Überleben zu sichern. Für Tiere und Menschen stellt daher der bittere Geschmack eine natürliche Essbremse dar – denn die Pflanze schützt sich damit, dass sie nicht „aufgefuttert" wird. Außerdem aktivieren Bitterstoffe das natürliche Sättigungsgefühl, indem die Verdauungsvorgänge rascher in Gang kommen. Bitter ist der Gegenspieler von Süß. Fehlt die natürliche Balance der Bitterstoffe in der Nahrung, kommt es daher zu unnatürlichem Essverhalten und überzogenen Heißhungergelüsten. Wir essen über den Hunger und ein gesundes Maß hinaus und schädigen Gesundheit und Figur. Also wenn Sie das nächste Mal meinen, unbedingt über Schokolade und Keks herfallen zu müssen, greifen Sie doch lieber zuerst zu ein paar Tropfen Bitterkräutern.

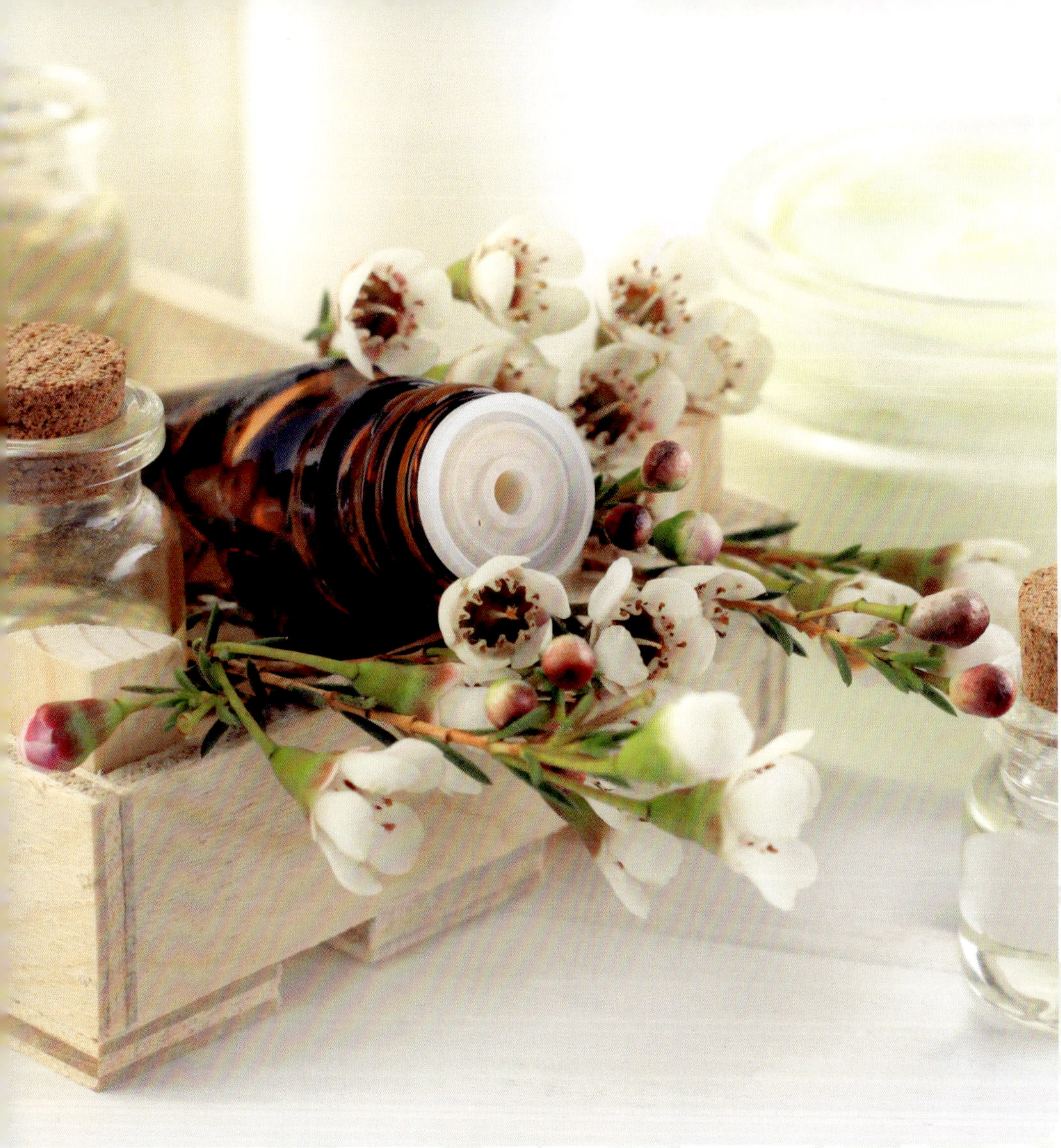

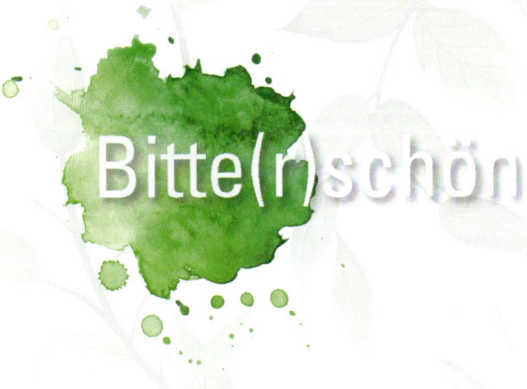

Bitte(r)schön

Bitterkräuter - Geheimtipp für strahlend schöne Haut!

Bitteres fördert nicht nur die Verdauung, sondern reguliert den Appetit und unterstützt die Leberfunktion und Entgiftungsleistung des Körpers. Bitterstoffe wirken entzündungswidrig, auf natürliche Weise säureregulierend und sie unterstützen und fördern die Darmgesundheit und die gesunde Balance des Mikrobioms des Darmes. Alles wesentliche Faktoren die sich nicht nur positiv auf das Körpergewicht, sondern auch auf ein gesundes und strahlendes Hautbild auswirken.

Einseitige Ernährung mit einem Übermaß an Säurebildnern wie Fleisch, Wurst, Käse, Zucker, Alkohol und Zigaretten, aber auch Stress und seelische Belastungen, bringen nicht nur unseren Säure-Basen Haushalt ins Ungleichgewicht, sondern veranlassen unseren Körper, Gegenmaßnahmen in Bewegung zu setzen. Zu den wichtigsten Entgiftungsorganen gehören nun einmal die Nieren und Lunge, sowie die Haut, die unser größtes Ausscheidungsorgan ist. Eine Übersäuerung und überforderte Entgiftungsreaktion kann sich daher mit Rötungen, Entzündungen, vermehrten Hautunreinheiten und Schuppung bemerkbar machen. Basische Kost, reichliches Wassertrinken und reichliche Zufuhr pflanzlicher Bitterstoffe regen nicht nur die körpereigene Entgiftungsleistung an, sondern aktivieren auch den Säureabbau im Körper. Auf diese Weise können wir uns auch in stressigen Zeiten ein strahlendes Aussehen bewahren oder zurückholen. Bitterstoffe sind nicht nur für die Haut der reinste Jungbrunnen, sondern für den ganzen Organismus ein effektives und natürliches und noch dazu sehr kostengünstiges Anti-Aging Geheimnis.

> **TIPPS FÜR EIN STRAHLENDES HAUTBILD:** *Starten Sie in den Tag mit einem Glas lauwarmen Wasser mit frischem Zitronensaft oder einem Spritzer Apfelessig. Achten Sie auf ausgewogene basische und bitterstoffreiche Kost und reduzieren Sie Ihren Konsum von Zucker und Milchprodukten. Integrieren Sie Bittertropfen als Ihr persönliches Schönheitsgeheimnis in ihren regelmäßigen Tagesablauf.*

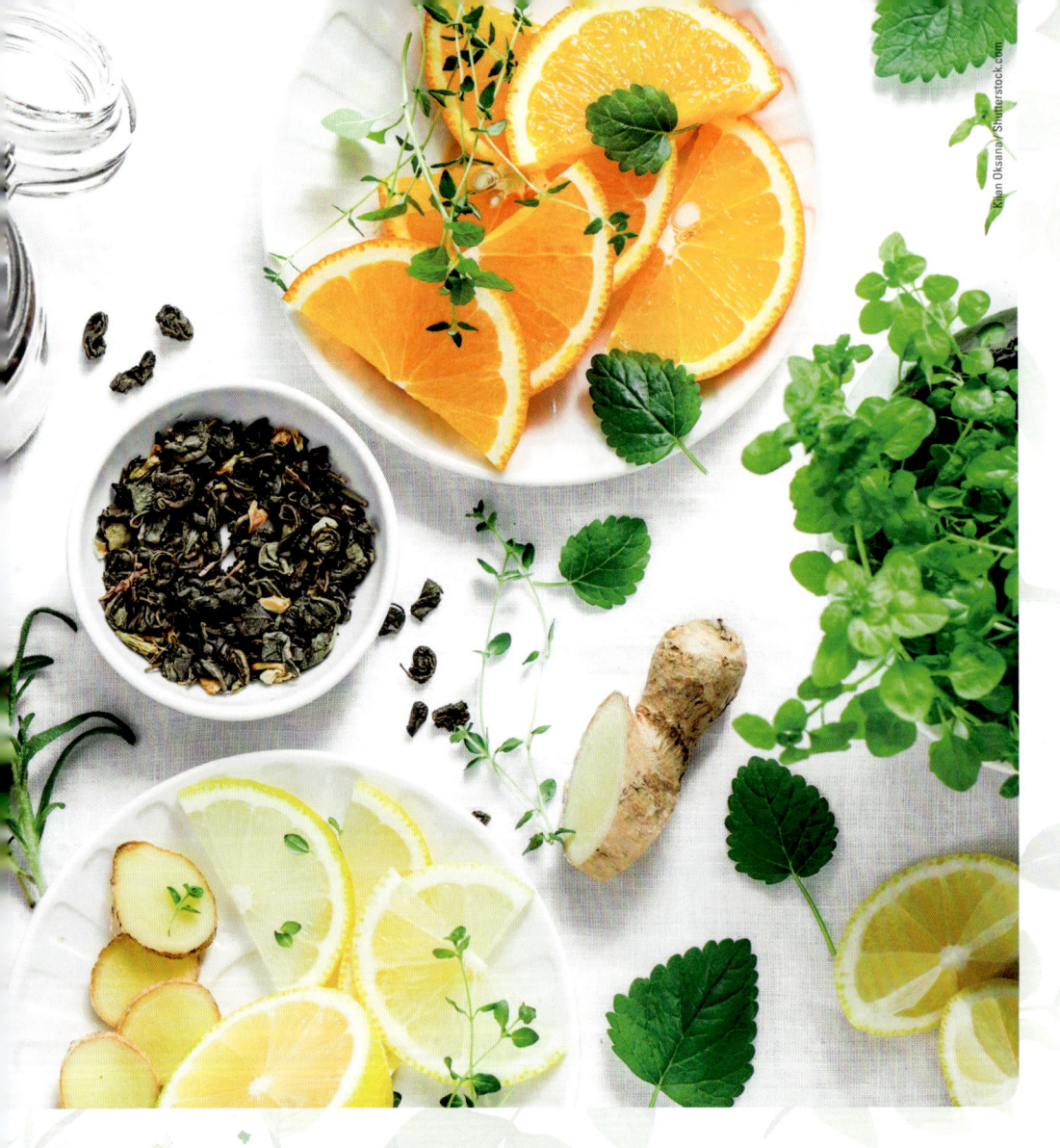

Bitterstoffe - hilfreich bei Eisenmangel!

Bitterstoffe verbessern die Eisenaufnahme bei Eisenmangel und Anämie

Eisenmangel gehört zu den häufigsten Mangelkrankheiten. Eisen findet sich im Körper als mengenmäßig bedeutendstes Spurenelement. Es übernimmt im Körper wichtige Funktionen. Eisen spielt für den Sauerstofftransport und die Energiebereitstellung in der Zelle, aber auch als Co-Faktor lebenswichtiger Enzyme sowie für die Zellerneuerung eine zentrale Rolle.

Ernährungsbedingt ist Eisenmangel durch einseitige und eisenarme Diät relativ häufig zu finden. Bei einseitiger pflanzlicher Ernährung mit wenig oder gar keinem Fleisch, wird wenig Eisen aus der Nahrung aufgenommen. Auch bei entzündlichen Darmerkrankungen wie Zöliakie, Morbus Crohn oder Colitis ulcerosa kann Eisen nur erschwert aufgenommen werden. Auch eine Helicobacter-pylori-Infektion kann Ursache für einen Eisenmangel sein.

Eine wesentliche Rolle bei einen Eisenmangel spielt auch ein Vitamindefizit. Vitamin C und eine ausreichende Versorgung mit Vitamin D sind für eine gute Eisenresorption notwendig. Vitamin A fördert die Bildung der roten Blutkörperchen und den Eiseneinbau. Es bindet während des Verdauungsprozesses das Eisen aus pflanzlicher Nahrung und sorgt dafür, dass es der Körper besser aufnehmen kann.

Säuren wie Vitamin C und saure Nahrungsmittel (z. B. Tomatensauce) begünstigen die Eisenaufnahme aus pflanzlicher Nahrung. Bereits 25 mg Vitamin C führen zu einer deutlichen Verbesserung der Eisenaufnahme. Ein Mangel an diesen Vitaminen kann daher zu einem Eisenmangel führen. Vor allem Mädchen und Frauen im gebärfähigen Alter haben durch die Menstruation einen erhöhten Eisenbedarf, da sie pro Monat durchschnittlich 25 bis 60 ml Blut verlieren. Das kommt einem Verlust von über 30 mg Eisen pro Monat gleich. In der Schwangerschaft ist der Eisenbedarf „doppelt" so hoch. Sportler haben aufgrund ihres intensiven Trainings, durch das um 10 - 20% erhöhte Blutvolumen und durch Schweißverlust einen erhöhten Bedarf und sind damit anfällig für einen Eisenmangel. Auch diverse Arzneimittel können für einen Eisenmangel verantwortlich sein. Vor allem Magensäureblocker, Antibiotika sowie Lipidsenker können eine verminderte Eisen-Resorption zur Folge haben. Auch bei entzündlichen Reaktionen im Körper besteht die Gefahr eines Eisenmangels. Ein Eisenmangel bzw. eine bestehende Anämie sollte jedenfalls vom Arzt abgeklärt werden.

Pflanzenstoffe können eine notwendige therapeutische Eisentherapie nicht ersetzen. Pflanzliche Bitterstoffe können jedoch die Eisenaufnahme, sei es durch die Ernährung wie auch durch Eisenpräparate, verbessern. Bitterstoffe wie beispielsweise aus Löwenzahn (Taraxacum officinale), Schafgarbe (Achillea millefolium), Enzian (Gentiana lutea) oder Ingwer (Zingiber officinale) verstärken die Durchblutung im Verdauungstrakt, was zu einer verbesserten Resorption von Nahrungsbestandteilen sowie einer besseren Nahrungsausnutzung führt. Fettlösliche Vitamine, darunter auch die Vitamine A und D sowie Eisen, werden so besser resorbiert.

Brennnessel (Urtica urens/dioica) enthält übrigens selbst große Eisenmengen und kann bei Eisenmangel, z.B. als Saft begleitend eingesetzt werden. Durch gleichzeitigen Verzehr von Fleisch und pflanzlichen Nahrungsmitteln, lässt sich die Eisenaufnahme aus der pflanzlichen Nahrung verdoppeln («Fleischfaktor»). Bei Eisenmangel unterstützt eine Kur mit Bitterkrautessenzen die Eisenaufnahme. Die Bitterkräutertropfen sollten jeweils vor der Mahlzeit eingenommen werden.

Symptome eines Eisenmangels
- chronische Müdigkeit
- verminderte Leistungsfähigkeit
- Lern- und Konzentrationsstörungen
- Kopfschmerzen, Schwindel
- Muskelkrämpfe, Restless-Legs-Syndrom
- brüchige Nägel und Haare, Haarausfall
- Mundwinkelrhagaden
- Anämie
- auffallende Blässe (Haut, Schleimhäute)
- Zungenbrennen, schneller Herzschlag, schnelle Atmung

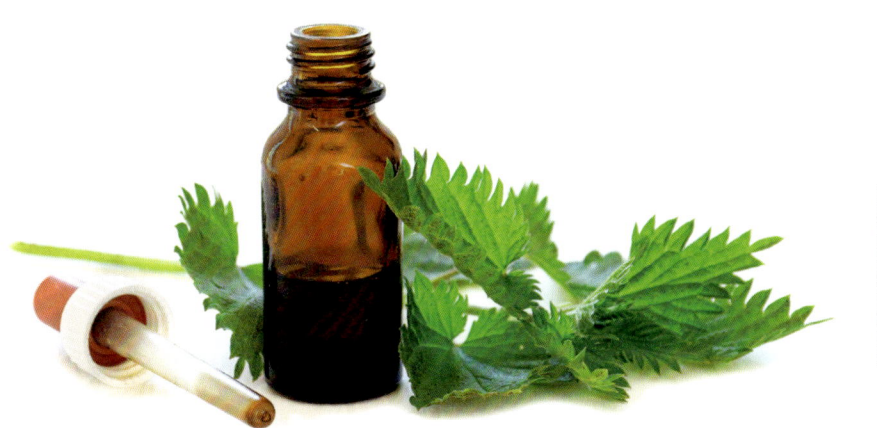

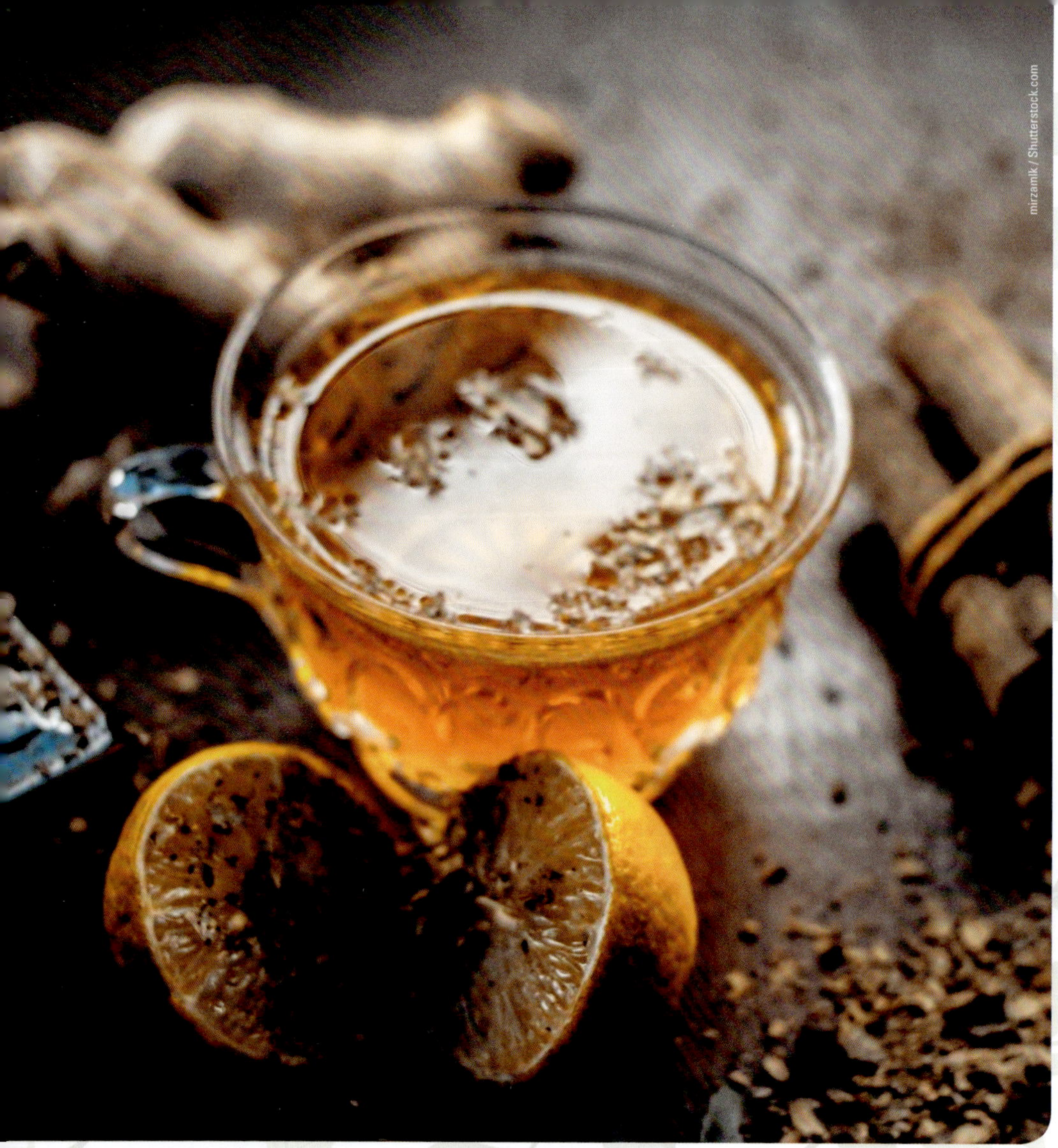

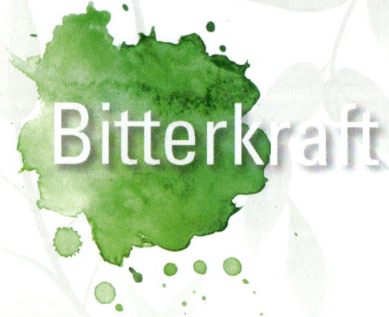

Bitterkraft

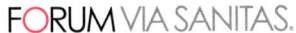

Für eine starke Immunabwehr

Der Magen-Darm-Trakt hat eine wesentliche Bedeutung in der Immunabwehr des menschlichen Körpers. Der Darm ist einfach eines unserer wichtigsten Immunorgane, in dem sich viele Immunreaktionen abspielen, die die körpereigene Immunabwehr steuern. Eine gute Verdauung ist daher die Basis für eine gut funktionierende Immunabwehr.

Um in traditionellen Bildern zu sprechen kann man sich diesen Vorgang so vorstellen: Um den Menschen vor vermeintlich giftigen Nahrungsmitteln zu schützen, ist es ein Urinstinkt, bittere Nahrung als gefährlich anzusehen. Um bittere Stoffe, die sich allenfalls als gefährlich herausstellen, schnellstmöglich aus dem Körper wieder loszuwerden, setzt beim Verzehr von Bitterstoffen im Körper so etwas wie ein archaischer Mechanismus ein. Der Körper aktiviert seine Verdauung und seine Entgiftungsvorgänge und das Immunsystem geht in Bereitschaft. Bitterstoffe liefern unserer Immunabwehr daher einen wichtigen Impuls, um in der Abwehr von Erkrankungen rascher zu reagieren.

Pflanzliche Bitterstoffe aktivieren das darmassoziierte, unspezifische Abwehrsystem. Die Bitterstoffe fördern die Vermehrung der Leukozyten und die Bildung von Immunglobulin A und unterstützen so die unspezifische Abwehr des Körpers. Durch die direkte Anregung der Schleimhäute fördern Bitterstoffe die Expektoration, d.h. sie können Atemwegsinfekte und Hustenreiz lindern. Durch die Aufnahme von Bitterstoffen werden die Peyerschen Plaques im Dünndarm angeregt, was die körpereigene Immunabwehr unterstützt.

> **TIPP**
> *Sie kennen sicher das typische Bild einer beginnenden Erkältung. Man fühlt sich unwohl und müde, die Augen und der Rachen jucken und brennen und die Nasenschleimhäute schwellen an. Noch ein paar Stunden und die Erkältung bricht aus! Jetzt lohnt sich ein Versuch mit Bitterstofftropfen (z.B. Bittersegen®). 10-20 Tropfen in warmem Wasser im stündlich getrunken, können vielleicht dazu beitragen, eine Erkältung zu verhindern.*

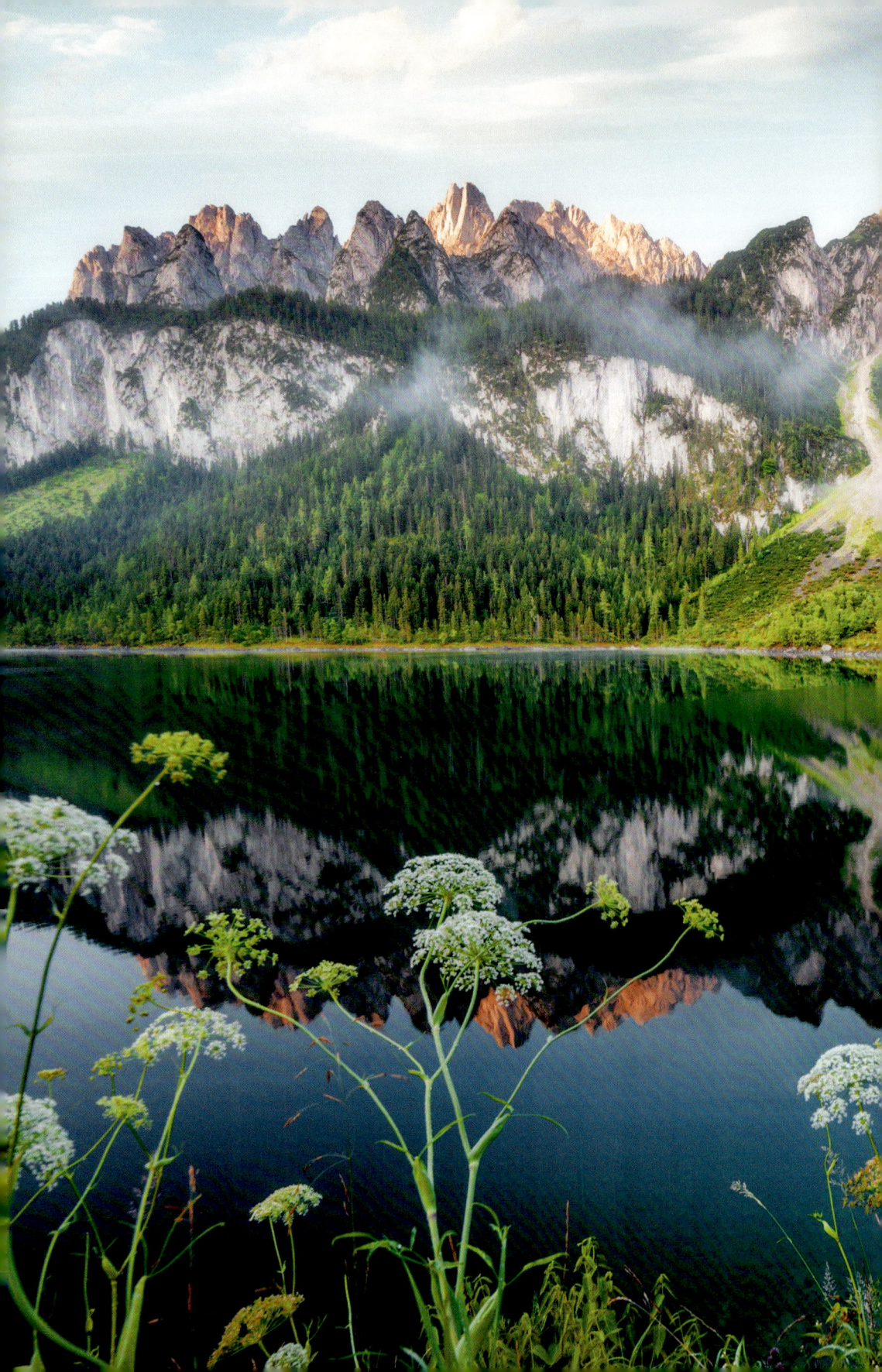

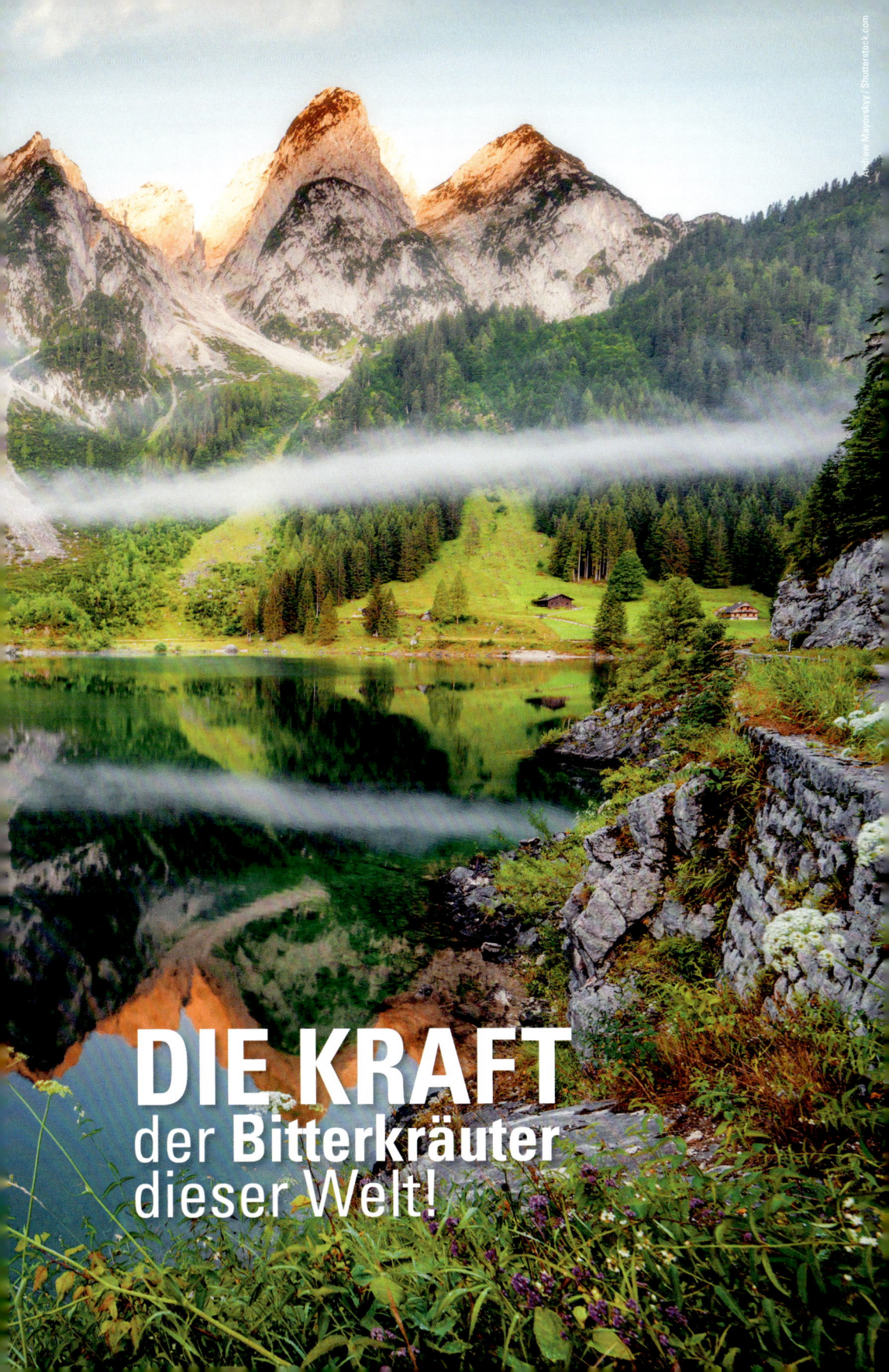

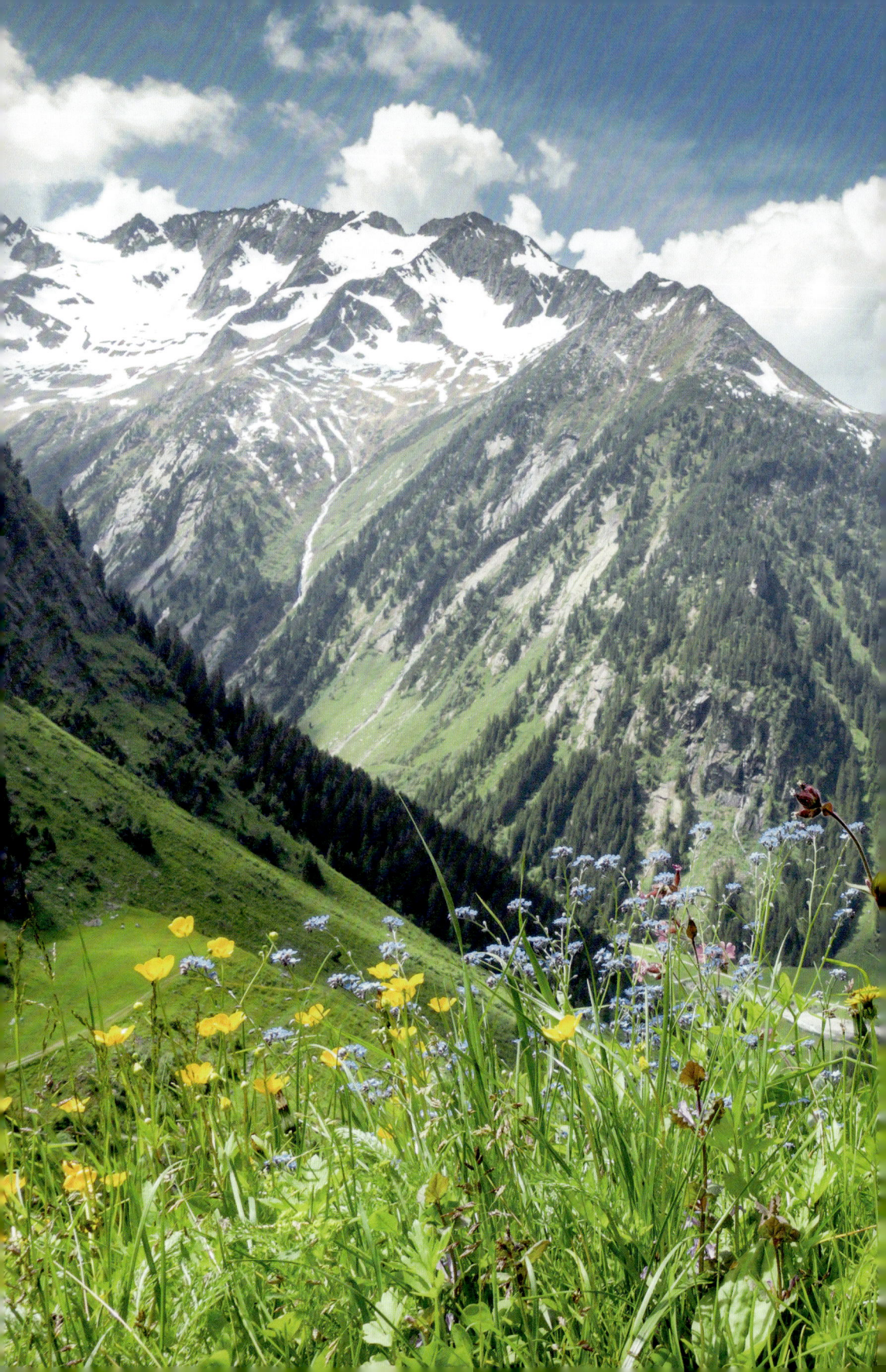

Die besondere Heilkraft der heimischen und alpinen Kräuter

Das kräftige Grün, die üppig blühenden Almwiesen, das frische Quellwasser und die zahlreichen sonnigen Bergpanoramen der alpinen Welt erfreuen wahrlich das Gemüt. Die Vielfalt der aromatischen Kräuter und Heilpflanzen ist einzigartig.

Nirgendwo finden sich auf so kleiner Fläche derart viele heilkräftige Pflanzen wie bei uns im alpinen Raum. Und sie haben es in sich! Schließlich zeichnet sich die Flora unseres alpinen Lebensraumes durch ganz besondere Fähigkeiten aus. Gerüstet mit einer gut ausgeprägten Anpassungsfähigkeit und entsprechenden Schutzstoffen trotzen die oftmals kleinen, zarten und unscheinbaren Pflänzchen den teils unwirtlichen Bedingungen. Diese imposante Lebenskraft und Zähigkeit geht oftmals auf einen reichen Bitterstoffgehalt der heimischen Heilpflanzen zurück. Interessanterweise findet sich gerade in unseren Breiten eine besonders imposante Vielzahl an Bitterpflanzen. Man könnte fast den Eindruck haben, als ob die Natur uns die bitteren, heilenden Schätze zum Nutzen unserer Gesundheit anbieten möchte! Sie stehen uns quasi zum Greifen nahe, in beeindruckender Frische und Vitalität, zur Verfügung – wir müssen sie nur nutzen!

Speziell in besonderen Belastungssituationen dienen die wertvollen heimischen, bitterstoffreichen Kräuter als hilfreiche Unterstützung für Körper, Geist und Seele. Das Wissen um die wohltuenden Pflanzen unseres heimischen Lebensraumes wurde über Generationen kultiviert. Die gesundheitliche Bedeutung heimischer Bitterpflanzen basiert auf einen breitem Erfahrungsschatz, der durch neueste wissenschaftliche Erkenntnisse bestätigt wird.

Fanfo / Shutterstock.com

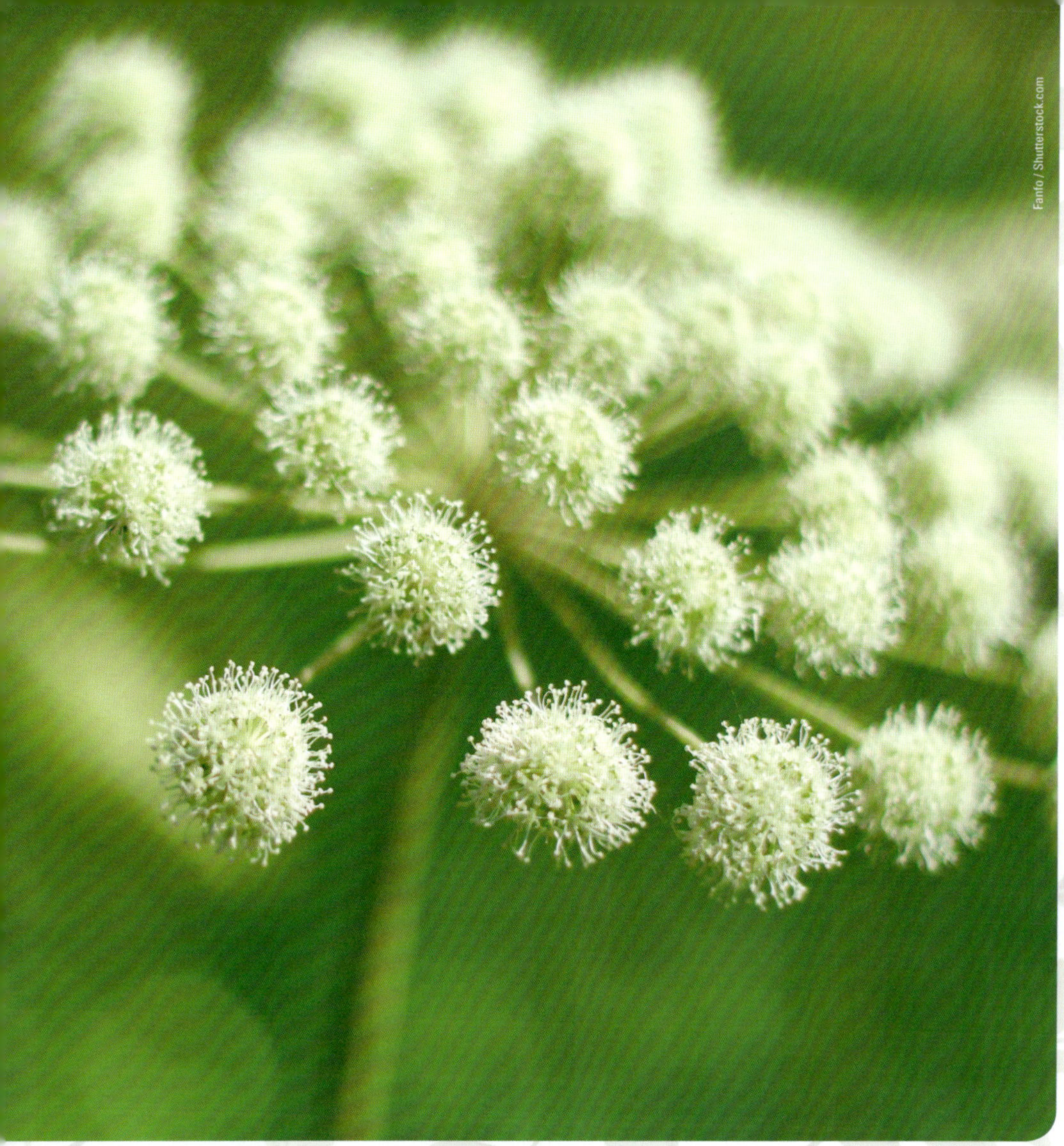

Engelwurz

Angelica archangelica

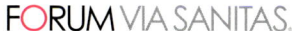

Beschreibung und Vorkommen:
Die Engelwurz ist ein bis zu 2 m hoch wachsender Doldenblütler. Sie wächst gerne in den Bergen, entlang von Wasserläufen und ist in feuchten, schattigen Wiesen zu finden. An dem hohlen, gerillten Stängel entspringen gefiederte Blätter. Die grünlichen-weißen Blüten sind in imposanten Doppeldolden angeordnet.

Die Engelwurz gehört zu den ältesten Symbolpflanzen. Der lateinische Name der Engelwurz leitet sich von Erzengel ab. In früheren Zeiten wurde die Pflanze als „Schutzengel" angesehen. Stängel und Wurzel wurden zum Schutz vor der Pest eingenommen. Der Beiname archangelica weist sie als Erzengel-Pflanze aus und geht zurück auf die Legende, dass einem armen Mönch eines Tages der Erzengel Raphael erschien, um ihn auf die Heilkraft dieser Pflanze hinzuweisen. Der Ehrentitel „Wurz" wurde nur ganz besonders geschätzten Heilpflanzen gegeben. Geschichtlich interessant ist, dass in Europa auf den alten Handelsstraßen zwischen Morgen- und Abendland Gewürze und Heilkräuter, wie Nelken, Pfeffer und Muskat in den Westen gebracht wurden. Eines der wenigen Heilmittel, die das Morgenland von uns wünschte, war die Wurzel der Engelwurz, von der man sich ungefähr genauso viel Heilkraft versprach wie vom Ginseng. In der Geschichte war die Engelwurz Bestandteil verschiedener Theriakmischungen. Das waren komplex aufgebaute Rezepturen, die lebensverlängernd wirken sollten und als Universalmittel galten. In der Volksmedizin genießt diese alte, hocharomatische Pflanze den Status eines Allheilmittels.

Verwendete Pflanzenteile:
Verwendet wird der rotbraune Wurzelstock, der im Frühjahr oder Herbst gesammelt wird. Er verströmt einen herrlich aromatisch würzigen Geruch und schmeckt zudem bitter, scharf und leicht brennend. Blätter und Früchte können als Tee verwendet werden, diese beinhalten jedoch deutlich weniger Bitterstoffe. Die Stängel können in Zucker kandiert werden.

Inhaltsstoffe:
Sesquiterpene, Monoterpene als Bitterstoffe, Furanocumarine, ätherische Öle, Harze und Gerbstoffe

Die Furanocumarine der Engelwurz können bei UV-Exposition phototoxisch wirken.

Wirkung:
krampflösend, galletreibend, verdauungsfördernd, anregend auf Magen- und Bauspeicheldrüsen-Sekretion, entgiftend, nervenstärkend, nebennierenstärkend, hormonregulierend, immunstärkend, entzündungshemmend

Anwendung:
Verwendet wird die stark würzig riechende und scharf schmeckende Wurzel vor allem bei Magen- und Darmstörungen, Völlegefühl, Blähungen und Appetitlosigkeit. In der Herstellung von Magenbittern und Kräuterlikören hat die Engelwurz eine lange Tradition. Ihre Bitterstoffe finden sich in den meisten Elixieren für „langes Leben und Gesundheit". In der Traditionellen Chinesischen Medizin ist die Angelica sinensis eines der Hauptmittel.

Die Verwendung bei Verdauungsbeschwerden wie leichte Bauchkrämpfe, verzögerte Verdauung, aber auch, Magersucht und Bronchitis gehört zu den anerkannten medizinischen Anwendungen.

Alkoholische Auszüge oder Tees aus der Engelwurz besitzen karminative, antimikrobielle Eigenschaften und wirken anregend auf die Magensaft- und Bauchspeicheldrüsen-Sekretion. In einer Studie wurde gezeigt, dass Engelwurz ein guter Magenschutz bei Neigung zu Gastritis und Magengeschwüren ist. Engelwurz reguliert die Magensäureproduktion, aktiviert die Entwicklung schützender Schleimstoffe und hat eine entzündungswidrige Wirkung. Die stark antioxidativ wirksamen Flavonoide der Engelwurz sind

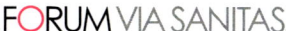

ebenfalls ein wichtiger Schutzfaktor für die Schleimhäute der Verdauungswege (4).

Die Engelwurz hat eine gute balancierende Wirkung auf den weiblichen Hormonhaushalt. Sie stärkt die Weiblichkeit und reguliert das Hormonsystem bei Menstruations- und Wechseljahresbeschwerden. Ihre Bitterstoffe fördern die Aufnahme von Eisen bei Eisenmangelanämie.

Traditionell wird die Engelwurz als Stärkungsmittel und Tonikum bei Schwächezuständen, schneller Erschöpfbarkeit und nervlicher Überreizung eingesetzt. Sie ist hilfreich bei Stress, Müdigkeit und geistigen Extrembelastungen, stärkt die Nerven, gibt Impulse bei Trägheit und Unentschlossenheit, weckt die erschöpften Lebensgeister und fördert innere Balance und Harmonie.

Sie ist ein bewährtes Stärkungsmittel bei allen Schwächezuständen physischer wie psychischer Natur und stärkt die Nerven in Zeiten von Schwäche, Mutlosigkeit und Nervosität. Als Helfer im Alltag ist die Engelwurz hilfreich bei Stress, Müdigkeit, geistigen Extrembelastungen (z.B. in der Prüfungsvorbereitung), Ohnmachtsneigungen, bei niedrigem Blutdruck und nervösem Asthma.

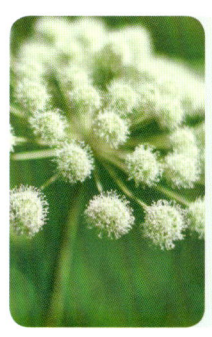

TIPP
Bei Schlaflosigkeit und Herzklopfen nach zu viel Kaffeegenuss entfaltet die Engelwurz ihre balsamisch-ausgleichende Wirkung. Die im Herbst geernteten Früchte verströmen auch beim Räuchern ihren aromatischen ausgleichenden und belebenden Duft.

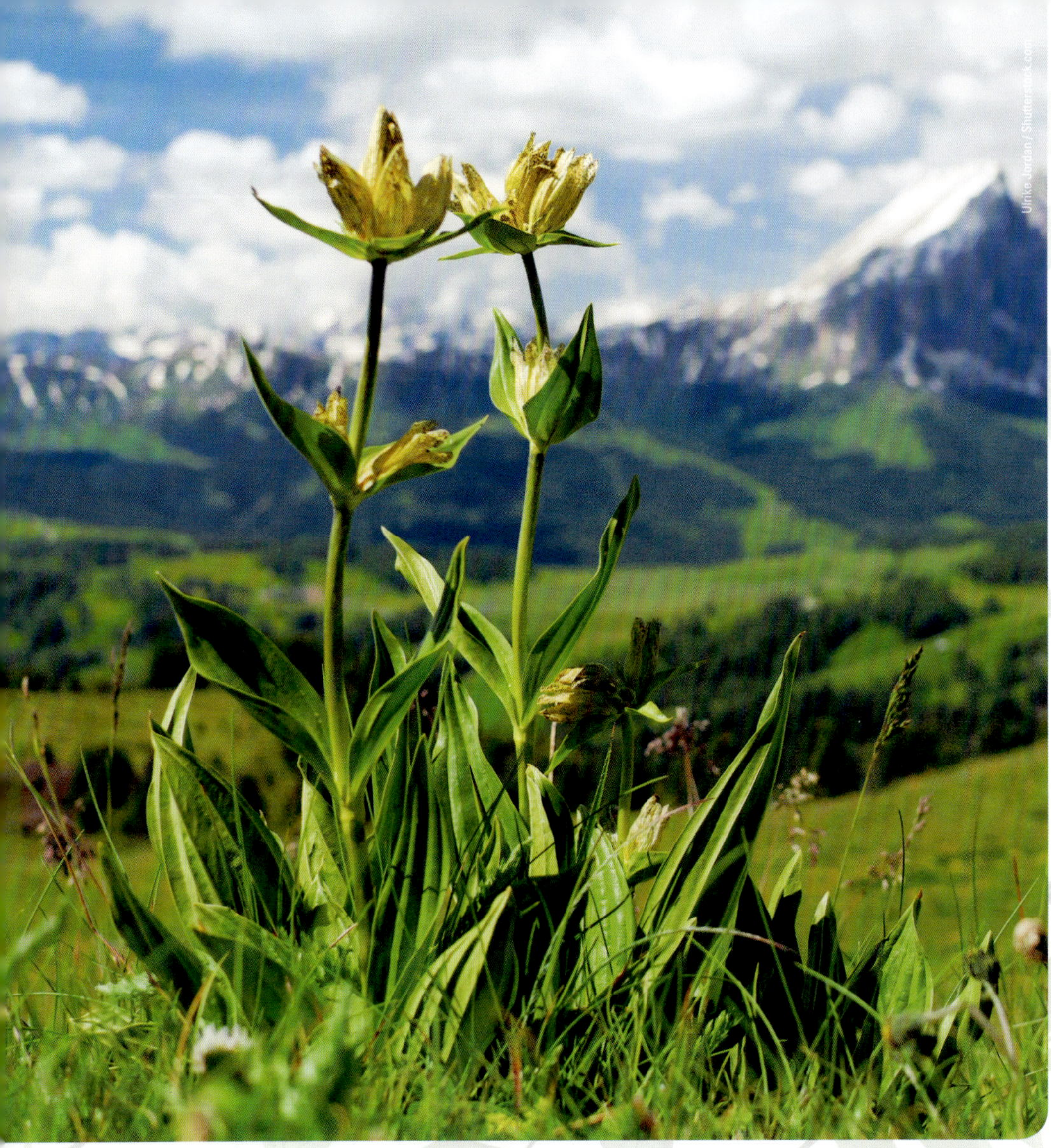

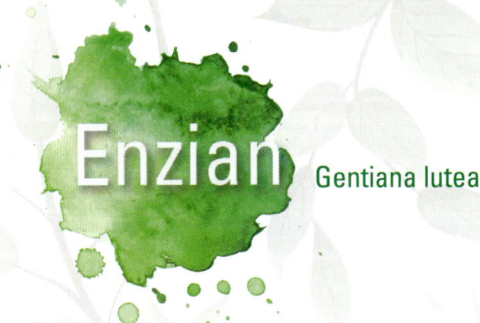

Enzian
Gentiana lutea

Beschreibung und Vorkommen:
Den Gelben Enzian findet man auf schattigen Berghängen, er liebt gebirgige Kalkböden und gedeiht vor allem in den Alpenregionen. Die imposante Pflanze wird über einen Meter hoch. Auf einem aufrechten, hohlen Stängel strahlen in Trugdolden stehende, goldgelbe Blüten. Seine typischen bläulich-grünen Blätter sind bogennervig gerippt und stehen kreuzständig. Dioskurides schreibt, dass der Gattungsname „Gentiana" auf den illyrischen König Gentius zurückgeht, der bereits die Heilkräfte der bitteren Wurzel zu schätzen wusste. Die Pflanze kann bis zu 60 Jahre alt werden, die Blüten entwickeln sich erst im Alter von 10 Jahren. In der Antike galt der Gelbe Enzian als Universalmittel. Hieronymus Bock schrieb 1577: „Der gemeine Mann weiß keine bessere Magenarznei als eben Enzian". Als Tinctura amara war Enzian im Mittelalter als Universalarzneimittel sehr häufig zu finden, denn schon damals war man der Meinung, dass viele Leiden ihren Ursprung im Darm haben.

Verwendete Pflanzenteile:
Verwendet wird der Wurzelstock, der bis zu 7 kg schwer werden kann und den höchsten Bitterwert aller heimischen Pflanzen hat. Ihr Bitterwert von 150 000 besagt, dass der Geschmack von 1 g Bitterstoffen aus der Wurzel noch in einer Verdünnung von 150 l Wasser zu schmecken ist. Der Gelbe Enzian steht unter strengem Naturschutz und darf nur von lizenzierten Enzianstechern gestochen werden, um den Fortbestand der kostbaren Pflanze nicht zu gefährden. Die Blätter werden in der Volksheilkunde ebenfalls als Amara genutzt.

Inhaltsstoffe:
Secoiridoid-Bitterstoffe, Amarogentin, Gentiopicrin, Xanthone

Wirkung:
regt Verdauung und Appetit an, aktiviert die Speichel-, Magen- und Pankreassaftsekretion, fördert die Durchblutung der Schleimhäute, ver-

bessert Motilität von Magen und Darm, wirkt immunstärkend, tonisierend und energetisierend.

Anwendung:
Der Gelbe Enzian lindert dyspeptische Beschwerden wie Völlegefühl, Blähungen und Magensaftmangel, regt die Speichel- und Magensaftsekretion an, hilft auch bei Anorexia nervosa, leichten Pankreasfunktionsstörungen und „Luftschlucken". Bei „schwachem Magen", also funktioneller Verdauungsschwäche, und als „Magentonikum im Alter" hilft der Gelbe Enzian auch bei Resorptionsstörungen und verbessert die Eisen und Mineralstoffaufnahme.

In der Rekonvaleszenz und bei körperlichen und seelischen Schwächezuständen hilft er rascher wieder auf die Beine zu kommen. Seine Bitterstoffe haben nicht nur eine regulierende Wirkung auf das gastrointestinale Immunsystem, er hilft auch bei entzündlichen Erkrankungen des Mund- und Rachenraumes und steigert die Bronchialsekretion.

Der Gelbe Enzian ist hilfreich für stressgeplagte Menschen, die über nervös bedingte Verdauungsprobleme, auch aufgrund von Bewegungsmangel, sowie über Reizdarmsymptomatik, Nahrungsmittelunverträglichkeiten und Verdauungskopfschmerzen klagen.

Bei Sodbrennen entwickelt der Gelbe Enzian ebenfalls seine wohltuende lindernde Wirkung. Seine magenschützende Wirkung entfaltet der Gelbe Enzian bei Gastritis und stressbedingten Magenschmerzen. Dafür verantwortlich sind die Secoiridoidglykoside aus der bitteren Wurzel dieser kostbaren Alpenpflanze. Untersuchungen zeigen, dass diese Wirkstoffe die Bildung von Gastrin fördert, das einen schützenden Effekt auf die Magenschleimhaut entfaltet. Auch bei Neigung zu Magengeschwüren und alkoholbedingten Irritationen der Magenschleimhaut entwickeln die Wirkstoffe des Enzian eine wohltuende und lindernde Wirkung (5,6).

Auch auf den Zuckerstoffwechsel hat der Gelbe Enzian einen positiven regulierenden Einfluss.

Der Wirkstoff Amarogentin in der Wurzel des Gelben Enzian kann bei bestehendem Diabetes mellitus dazu beitragen diabetische Komplikationen zu verhindern oder zu verzögern (7,8)

Die starke Bitterkraft des Gelben Enzian ist auf geistig-seelischer Ebene ebenfalls eine große Stütze. Die durchdringende Bitterkraft des Gelben Enzian stärkt emotional das Selbstvertrauen und fördert Durchhaltevermögen und Zuversicht. Die starke Pflanze vermittelt Kraft und Energie, um mit Herausforderungen besser fertig zu werden und auftretende Schwierigkeiten leichter zu überwinden. Sie hilft, mit „unverdauten Problemen" und „Verbitterung" besser fertig zu werden.

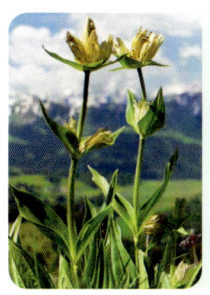

TIPP
Da der gelbe Enzian so gut wie keine Gerbstoffe enthält, wirkt er trotz seiner intensiven Bitterkraft nicht magen- und schleimhautreizend. In Bayern ist der Gelbe Enzian beliebt um „den Magen aufzuwärmen", damit das kalte Bier nicht schadet.

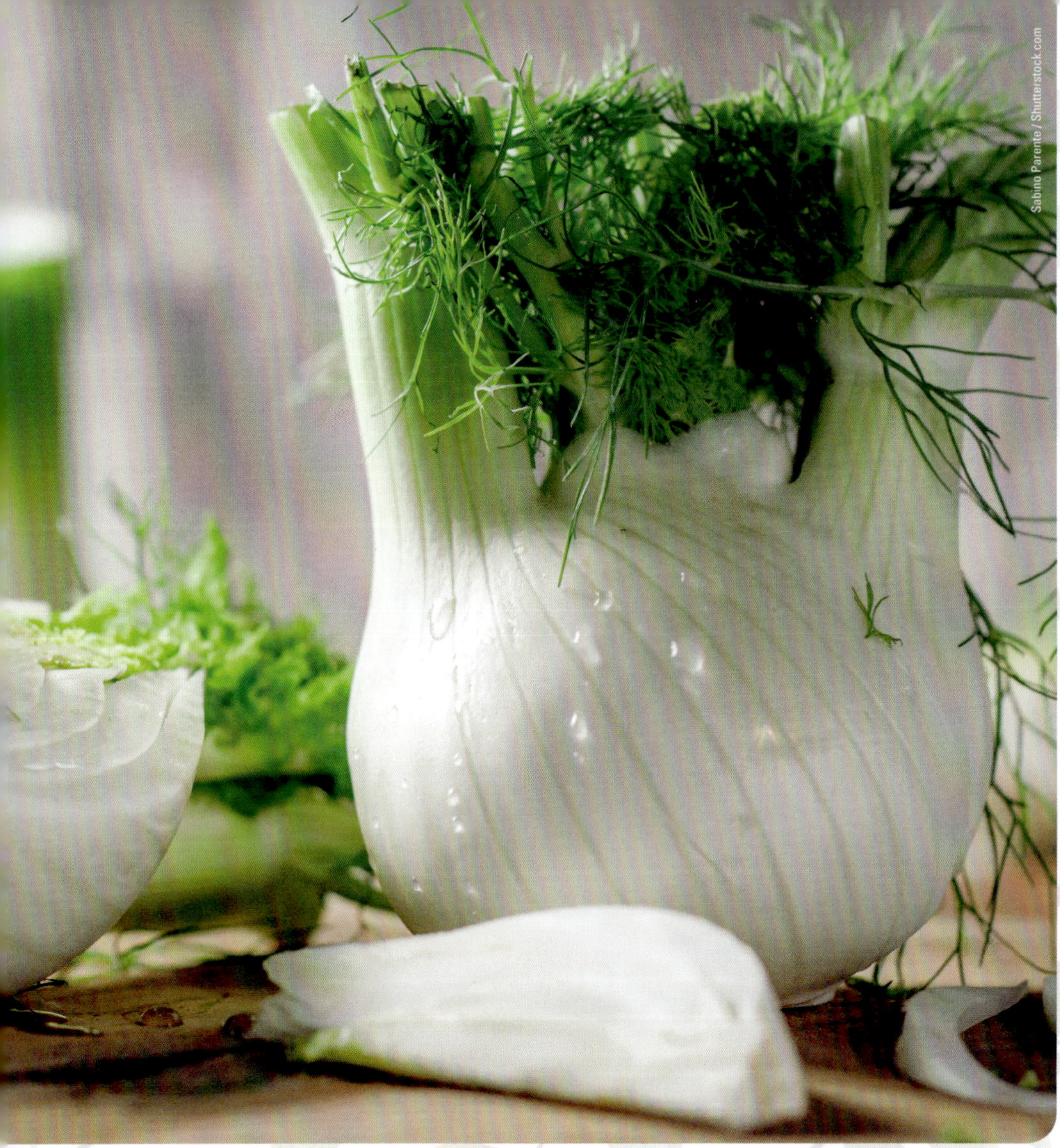

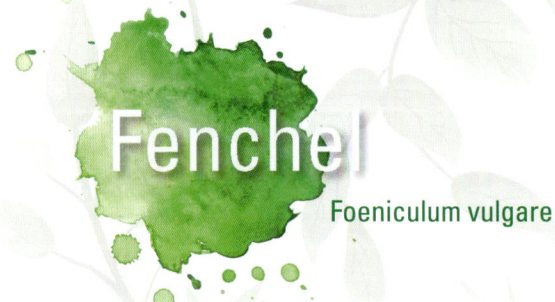

Fenchel

Foeniculum vulgare

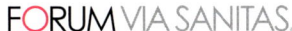

Beschreibung und Vorkommen:
Der Fenchel ist ein Doldenblütler. Ein 2-jähriges Kraut, das für gesundheitliche Zwecke mittlerweile ausschließlich aus Kulturen kommt. Er wurde bereits vor Jahrhunderten aus dem wilden Pfeffer- oder Eselsfenchel gezüchtet. Fenchel wurde bereits im Altertum als Gewürz und als Heilpflanze genutzt. Der lateinische Name stammt vom Wort foenum = Heu. Auf dem im oberen Teil fein verästelten Stängel bilden stehende, gelbe Blüten 10-20 strahlige Dolden, deren typischer anisartiger Geruch zum Erkennungsmerkmal des Fenchel gehören. Unter der Erde treibt der Fenchel knollenartige Zwiebel aus. Verwendet wird sowohl der angenehmere Süße Fenchel wie auch der stark würzige Bittere Fenchel.

Verwendete Pflanzenteile:
Verwendet werden sowohl die Fenchelfrüchte, als auch das Fenchelöl, das besonders reich an ätherischen Ölen ist.

Inhaltsstoffe:
ätherische Öle mit Anethol und Fenchon, Limonen, Kampfer, Carvon, Chamazulen, Citral, Cumarine, Eugenol, Flavonoide, Salicylate, Thymol

Wirkung:
antibakteriell, entspannend, krampflösend, harntreibend, schleimlösend, appetitanregend, blähungswidrig

Anwendung:
Fenchelsamen und Fenchelöl werden dank ihrer beruhigenden und krampflindernden Eigenschaften gerne gegen Blähungen und Bauchkrämpfe eingesetzt. Es gibt kaum eine Mutter, die nicht bei ihrem Säugling auf die Hilfe von Fenchel bei krampfartigen Verdauungsbeschwerden schwört. Durch seinen aromatischen Wohlgeschmack bereichert er Speisen und rundet Tees geschmacklich ab. Als Soforthilfe bei Verdauungsbeschwerden empfiehlt Hildegard von Bingen das langsame Kauen einiger

Fenchelsamen. Fenchel ist auch ein gutes auswurfsförderndes Mittel bei Atemwegserkrankungen. Bei verschleimtem Husten wirkt Fenchel schleimlösend, auswurfsfördernd und keimwidrig. Seine ätherischen Öle bewähren sich wohltuend auch zur Inhalation.

Neben den bekannten Hauptanwendungsgebieten „Verdauungsstörungen und Erkrankungen der Atemwege" bewährt sich der Fenchel auch bei folgenden Beschwerden:

- lindert Reizdarmsyndrom
- hilft den Hormonhaushalt ins Gleichgewicht zu bringen
- lindert prämenstruelles Syndrom
- fördert Milchbildung bei stillenden Müttern
- unterstützt die Steigerung der Libido
- lindert Mundgeruch

Gerade in der Rekonvaleszenz und nach längeren Perioden von Bettlägrigkeit und Bewegungsmangel bestehen immer wieder Verdauungsprobleme. Hier erweist sich Fenchel als ein sehr mildes, aber hilfreiches Mittel um die Verdauung wieder in Schwung zu bringen und Verstopfung zu lindern. Nach Operationen wird Fenchel gut vertragen und die Darmfunktion verbessert sich schneller, was mit kürzeren Krankenhausaufenthalten und weniger Komplikationen verbunden ist.

Fenchelextrakte weisen auch beeindruckende Erfolge bei der Behandlung von Regelschmerzen bei jungen Mädchen auf. 80% der Mädchen die Fenchel anwendeten, zeigten eine vollständige Schmerzlinderung oder zumindest einen deutlichen Rückgang bei den Schmerzen (9,10).

Das große antioxidative Potential von Fenchelsamenextrakten ist aufgrund ihrer hohen Menge an Phenolverbindungen und Flavonoiden beachtlich. Fenchel kann dadurch gut oxidativen Stress reduzieren und

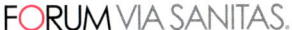

Zellen vor Schäden schützen, die durch reaktive Sauerstoffspezies verursacht werden. Die Samenextrakte des Fenchels stellen somit eine hochwirksame Bioressource von Antioxidantien dar, die auch eine wertvolle Unterstützung bei entzündlichen Prozessen sind.

Auch auf der emotionalen Ebene zeigt der Fenchel seine Qualitäten. In der Traditionellen Europäischen Medizin spricht man dem Fenchel auch aufheiternde Fähigkeiten zu. Hildegard von Bingen schrieb: „In jeglicher Zubereitung heitert er den Menschen auf." Auch aus der TCM weiß man, dass sich „unverdaute Gefühle" auf die Verdauung schlagen. Stress, Ärger und ungelöste seelisch Konflikte können durchaus den Magen-Darm-Bereich belasten und sich auf den Appetit schlagen. Der süße Fenchel, im richtigen Moment eingesetzt, vermag mit seiner erwärmenden und krampflösenden Kraft Entspannung zu bringen und vielleicht auch das Gefühlschaos zu glätten.

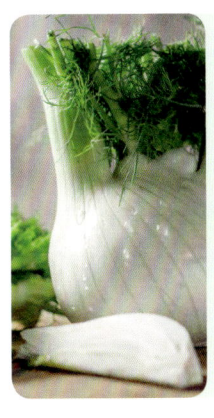

TIPP

Fenchel ist interessant für Männer: Schon 79 n. Chr. schrieb Plinius über die männerstärkende Kraft des Fenchels: „er macht Begierde zum Essen, stärket die leiblichen Geister und mehret den natürlichen Samen richtet die hängenden Mannesruten wieder auf." Hildegard von Bingen empfiehlt Fenchel als Mittel gegen Trunkenheit: „Der gerne drunken wird, der ezze fenichil samen, das hilfet."

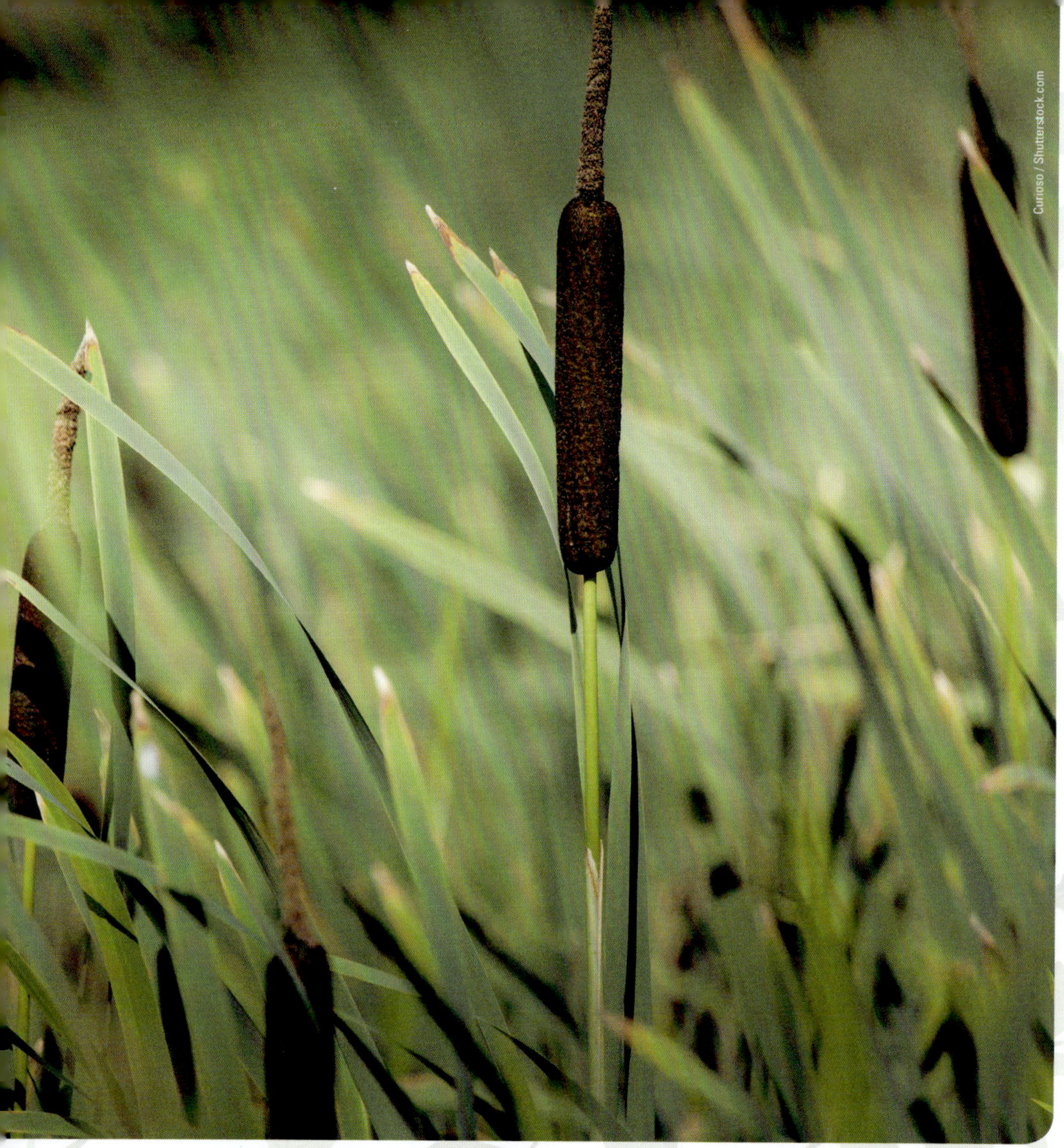

Kalmus
Acorus calamus

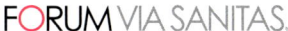

Beschreibung und Vorkommen:
Der Kalmus zählt zu den Aronstabgewächsen. Man findet ihn wildwachsend an feuchten Flussufern und flachen Uferstellen, wo er gerne an sonnigen Stellen seine kriechenden Rhizome ausbildet. Aus dem dicken, aromatischen Wurzelstock geht ein dreikantiger Stängel mit schwerförmigen Blättern und seitenständigen Blütenkolben hervor.

Seine lange Tradition als Heilpflanze und als „Lebensverlängerer" reicht bis in die vorchristliche Zeit zurück. Bereits Dioskurides (1.Jrdht.) empfiehlt die wärmende und harntreibende Pflanze gegen Bauchgrimmen.

Verwendete Pflanzenteile:
Verwendet wird der Kalmuswurzelstock, der im Juni und Juli gesammelt wird. Sein Geruch ist eigentümlich, schwach aromatisch, der Geschmack würzig-bitter.

Inhaltsstoffe:
aromatische Bitterstoffe (Acorin), Schleim- und Gerbstoffe, ätherische Öle

Wirkung:
appetitanregend, anregend auf die Sekretion der Verdauungssäfte, blähungswidrig, krampflösend, durch den hohen Schleimgehalt reizlindernd, tonisierend und kräftigend, nervenstärkend, durchblutungsfördernd

Anwendung:
Kalmus wird aufgrund seiner kräftigenden Wirkung auf den Magen auch „Magenwurz" genannt. Die Bitterstoffe des Kalmus regen die Sekretion der Verdauungssäfte an und fördern die Durchblutung der Verdauungsorgane. Seine enthaltenen Schleimstoffe wirken beruhigend und reizlindernd. Bei einem Mangel an Magensäure und chronischer Gastritis bewährt sich die Gabe von Kalmus, ebenso wie bei Verdauungsschwäche, Völlegefühl und Blähungen. Gerade in sehr stressbelasteten Zeiten

ist der Kalmus sehr hilfreich. Bei nervös bedingten Magen- und Darmbeschwerden bewähren sich die Bitterstoffe des Kalmus besonders. Auch bei Sodbrennen kann Kalmus Erleichterung verschaffen.

Wenn Ihnen Kalmustee nicht schmeckt, oder die regelmäßige Zubereitung im Büro zu mühsam ist, können Sie gut auf Kalmuswurzelextrakte oder Kräuterbitter mit Kalmuswurzel zurückgreifen. Kalmushaltige Tropfen können im Arbeitsalltag auch während mühsamen Meetings oder in Pausen zwischendurch einfach und unauffällig angewendet werden, um den Magen zu entlasten und die Magenkrämpfe zu lindern. Die ätherischen Öle aus dem Kalmus wirken krampflösend. Sie haben auch einen wunderbar beruhigenden und nervenstärkenden Effekt, der hilft den Druck aus dem belastenden Alltag rauszunehmen.

Bei Appetitlosigkeit bewährt sich Kalmus bei asthenisch-neuropathischen Jugendlichen, ebenso wie infolge von Krebserkrankungen. Nach Chemotherapien und anderen belastenden Therapien, aber eben auch bei Anorexia nervosa hilft Kalmus den gesunden Appetit zurückzubringen. Interessant ist der Einsatz vom Kalmus bei verdauungsbedingten Kopfschmerzen uns bei niedrigem Blutdruck. Nach einen stressigen Tag bewährt sich nicht nur ein bitterer Kalmustee oder aromatischer Kräuterbitter. Denken Sie einmal daran, kalmushältige Tropfen in einem entspannenden Vollbad oder zumindest Fussbad zu genießen, um den arbeitsintensiven Tag entspannt abzuschließen. Es ist erwiesen, dass Bitterstoffe auch über die Haut aufgenommen werden können. Die Wärme des Badewassers erfüllt zudem die Luft des Badezimmers mit den reizlindernden ätherischen Ölen.

Die Wirkstoffe der Kalmuswurzel haben nicht nur eine gute antibakterielle Wirkung. Kalmus kann auch erfolgreich gegen Candida Infektionen eingesetzt werden kann. Hier sind es vor allem die ätherischen Öle im Kalmus, die gegen Bakterien und Pilze wirksam sind.

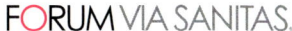

Seine aromatischen Bitterstoffe können eine Raucherentwöhnung hilfreich unterstützen. Kalmus beeinflusst das Geschmacksempfinden im Mund, sodass Ihnen die Zigaretten einfach nicht mehr schmecken. In der Geschichte wird Kalmus auch immer wieder als Aphrodisiakum beschrieben, was vermutlich auch auf sein Erscheinungsbild (Signatur) zurückzuführen ist.

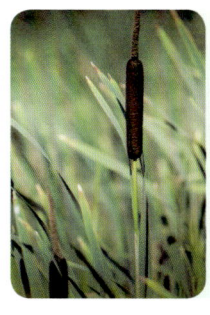

TIPP

„Der Kalmus wächst im dunklen Sumpf und hilft dem Menschen, der oft dumpf, bedrückt-verdrießlich im Gemüt, weil ihm sein Magen drückt und zieht, und weil sein Darm nur stockt und bläht und sein Gewicht nie aufwärts geht." (unbekannter Verfasser)

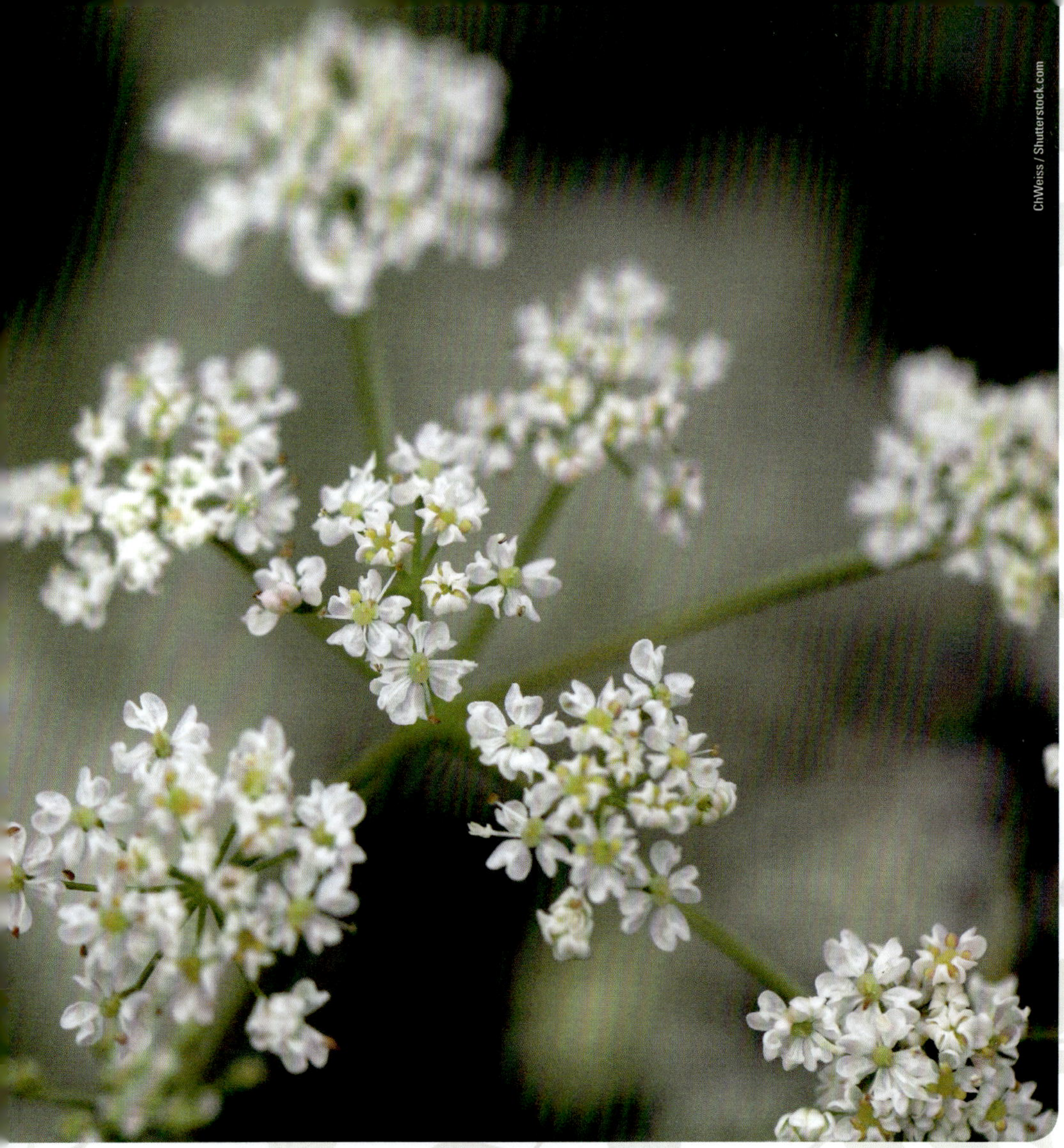

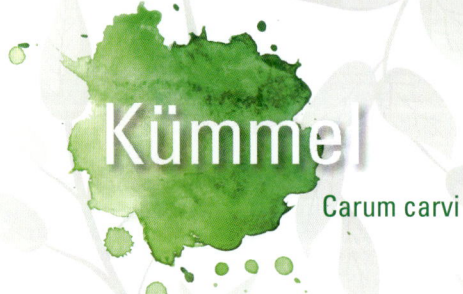

Kümmel
Carum carvi

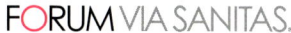

Beschreibung und Vorkommen:
Kümmel ist ein Doldenblütler, der sehr häufig auf heimischen Wiesen, Weiden und Almen zu finden ist. Aus einer spindelförmigen Pfahlwurzel entwickelt sich ein aufrechter, verästelter Stängel mit fiedrigen Blättern mit kleinen weißen, in Doppeldolden stehenden Blüten. Der Kümmel gehört zu den ältesten Gewürzpflanzen. Er wurde schon im Grab des Tutanchamuns (gest. 1336 v. Chr.) gefunden. Das zarte, verdauungsfördernde Kümmelaroma ist in der Küche als Beigabe von schwerverdaulichen Speisen wie Schweinsbraten, Kohlgerichte, Quarkspeisen oder frischem Brot nicht wegzudenken.

Verwendete Pflanzenteile:
Die Kümmelfrüchte (Carvi fructus) werden entweder ganz, zerstoßen, pulverisiert oder als Kümmelöl verwendet. Sie werden von Juli bis September geerntet, sobald sie braun werden.

Inhaltsstoffe:
Der hohe Gehalt an ätherischen Ölen und Flavonoiden (Carotin, Lutein, Zeaxanthin)) des Kümmel hat eine starke antioxidative Wirkung. Kümmelsamen sind auch reich an Gerbstoffen, Phenylcarbonsäure (Kaffeesäure), Cumarinen, Harzen, fetten Ölen und ungesättigten Fettsäuren wie Omega 3-Fettsäuren und Omega-6-Fettsäuren.

Wirkung:
krampflösend, blähungstreibend, verdauungsfördernd, appetitanregend, choleretisch, durchblutungsfördernd, auswurfsfördernd, keimwidrig

Anwendung:
Der würzig-aromatische Kümmel ist bekannt dafür, dass er die Verdauung unterstützt und „die Winde treibt". Kümmel gehört zu den stärksten natürlichen Karminativa und ist daher die beste natürliche Hilfe gegen Blähungen, Völlegefühl und krampfartigen Magen-Darmstörungen. Schwer

verdauliche Speisen, wie Kohl, Hülsenfrüchte oder fette Fleischspeisen profitieren nicht nur geschmacklich von dem feinen Kümmelaroma: Kümmel macht üppige Speisen wesentlich bekömmlicher. Die ätherischen Öle des Kümmelsamens entspannen und durchwärmen die Verdauungsorgane. Die Durchblutung der Magen- und Darmschleimhäute wird angeregt, die Muskulatur entkrampft und der Gallefluß gefördert. Kümmel ist auch sehr ballaststoffreich. Diese Ballaststoffe sind in der Lage Darmgifte zu binden und zur Ausscheidung zu bringen, was wesentlich zur Darmgesundheit beiträgt. Es gibt Hinweise, dass Kümmel stark entzündungshemmend ist und sogar zur Prävention von Darmkrebs beiträgt.

Kümmel kann in jedem Alter angewendet werden. Säuglinge und Kleinkinder lieben den süßlichen Kümmelgeschmack, der sie von ihren quälenden Verdauungsstörungen befreit. Auch bei Periodenschmerzen von jungen Mädchen gibt es kein besseres Mittel wie entkrampfende Bitterstoffe, z.B. aus dem Kümmelsamen. Bei älteren Menschen mit nachlassender Verdauungsleistung bewähren sich Bitterstoffe als täglicher Begleiter zur Unterstützung der Verdauung und um sich wohler zu fühlen.

Kümmelsamen kann auch äußerlich als Kompresse gegen Zahnschmerzen, Kopfschmerzen und Migräne aufgelegt werden. Als Kümmelöl bewähren sich krampflösende Massagen z.B. indem man das duftende Öl zart mit kreisenden Bewegungen mit dem Finger rund um den Nabel einreibt.

Die verdauungsfördernde und stoffwechselanregende Wirkung des Kümmels kann gut auch zur Unterstützung der Gewichtsregulation eingesetzt werden. Kümmel trägt außerdem dazu bei, den Fettstoffwechsel positiv zu beeinflussen. Die lipidsenkende Eigenschaft des Kümmels kann hilfreich zur Senkung des Triglyceridspiegels beitragen. Der bitterstoffreiche Kümmel konsequent zu einer entlastenden Diät eingesetzt, fördert einen gesunden Cholesterinspiegel. Vor allem die Flavonoide und das Carvon

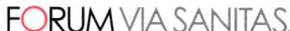

des Kümmels besitzen eine starke antioxidative Aktivität mit positivem Einfluss auf den Fettstoffwechsel.

Neben dem blähungswidrigen und krampflösenden Effekt, hat Kümmel auch auf die Psyche eine beruhigende und nervenstärkende Wirkung. Der große Kräuterkundige Nicholas Culpeper schrieb: „Der Same ist dienlich bei kalten Leiden des Kopfes und des Magens, der Gedärme und der Gebärmutter, ebenso bei Wind in den selbigen, und er hilft, den Blick zu schärfen."

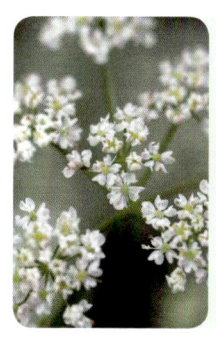

TIPP

Muntermacher Kümmel: Geben Sie in Ihr Vollbad einen starken Kümmeltee oder auch 30 Tropfen kümmelhaltigen Kräuterextrakt, dies wirkt sehr erfrischend und belebend. Auch ein Kümmelbad macht Sie nach einem anstrengenden Tag wieder munter, damit Sie den Abend entspannt genießen können.

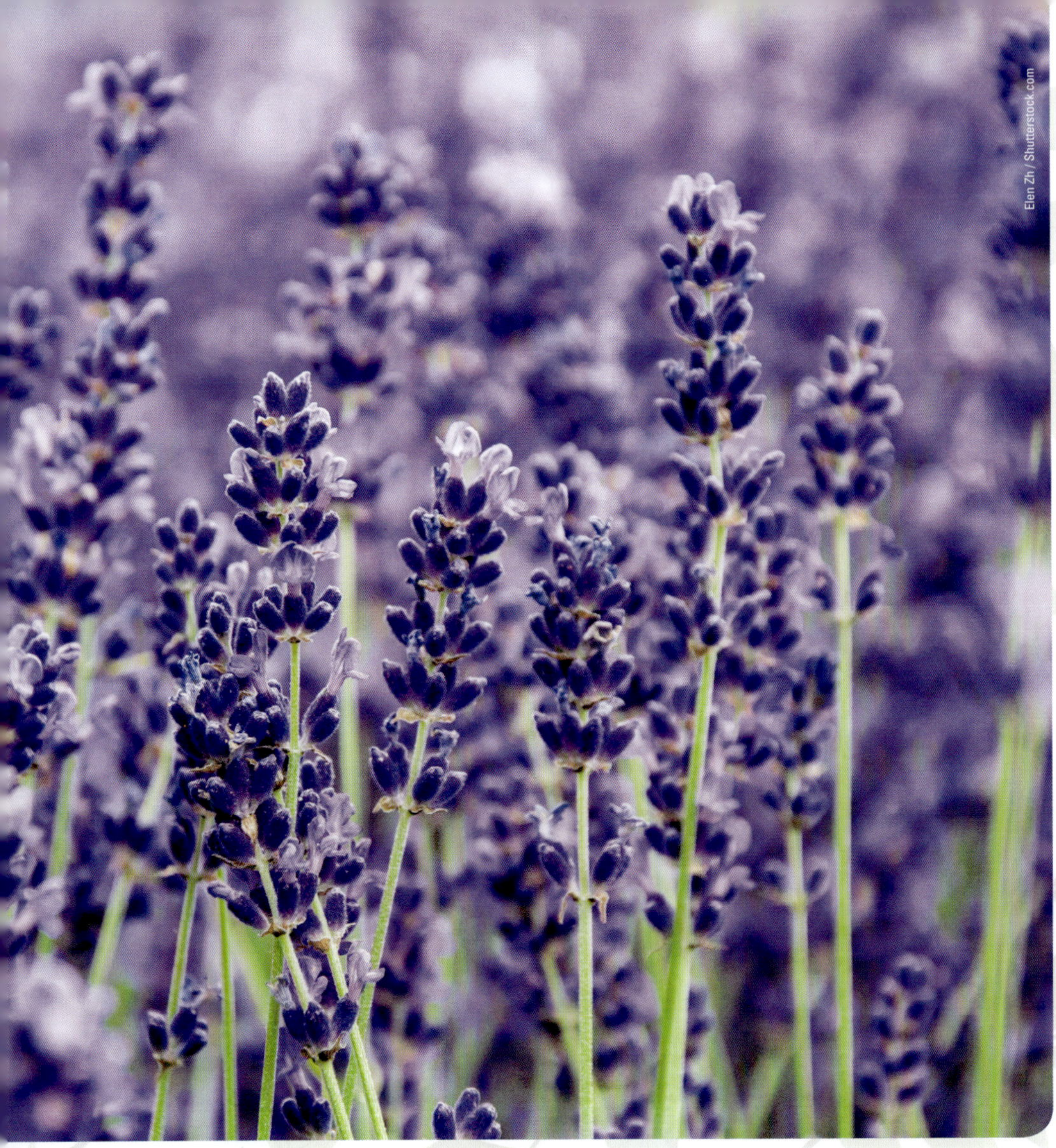

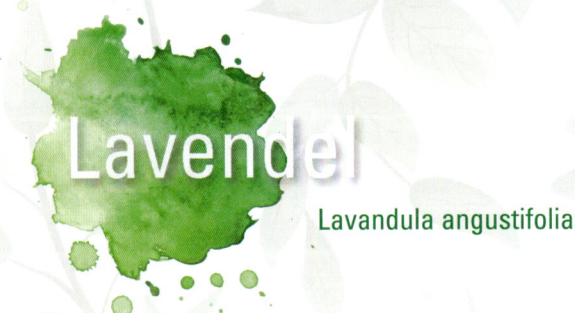

Lavendel
Lavandula angustifolia

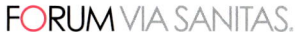

Beschreibung und Vorkommen:
Wussten Sie, dass sogar dieser lila-blaue Lippenblütler reich an Bitterstoffen ist? Der aromatische Duft von Lavendel ist so alt wie die menschliche Geschichte. In Frankreich auch liebevoll „das blaue Gold" genannt, wird Lavendel seit jeher wegen seines einzigartigen Aromas und seiner beruhigenden Wirkung geschätzt. Im Volksmund ist der Lavendel auch als Schwindelkraut oder Nervenkräutlein bekannt. Die heilkräftige Wirkung des Lavendels wurde erstmals von Hildegard von Bingen erwähnt. Auch Paracelsus erwähnte den Lavendel einerseits als Nervenkräutel und andererseits aufgrund seiner keimtötenden Wirkung gegen Seuchenerkrankungen. Die mittelalterlichen Ärzte verwendeten Lavendel als beliebte Heilpflanze. Hieronymus Bock beschrieb die Lavendelblüten als herzberuhend, blähungstreibend und gegen Schwindel und Sprachverlust. Gerard verschrieb Lavendel, um die Schläfen der Leute mit „leichter Migräne oder Schwimmen des Kopfes" einzureiben.

Verwendete Pflanzenteile:
Zur Ernte im Juli und August werden die Blüten als ganze Blühtriebe mit der sich gerade entfaltenden Blüte abgeschnitten und verarbeitet. Der Geruch der Blüten ist angenehm und intensiv aromatisch. Der Geschmack hingegen kann auch scharf und bitter sein.

Inhaltsstoffe:
ätherische Öle, Monoterpene (Linalylacetat, Linalool), Gerbstoffe (Rosmarinsäure), Flavonoide, Phytosterole

Wirkung:
nervenstärkend, mild beruhigend, krampflösend, entzündungswidrig

Anwendung:
Lavendel besitzt eine nervenstärkende Wirkung bei Nervosität verbunden mit Magenschwäche, Unruhezuständen, Einschlafstörungen, funktionelle

Oberbauchbeschwerden und nervösen Darmbeschwerden. Die aromatischen Bitterstoffe des Lavendels lindern wohltuend Blähungen, Appetitlosigkeit, Durchfall, Übelkeit und nervöse Magen-Darmbeschwerden.

Der herrlich aromatische Lavendel ist nicht nur wohlriechend, sondern auch wohltuend lindernd bei funktionellen Oberbauchbeschwerden, wie z.B. Reizmagen, nervösen Darmbeschwerden und Durchfällen. Die Wirkstoffe des Lavendels bewähren sich lindernd bei einem überreizten Nervensystem. Bei Unruhe, Nervosität und Schlafstörungen hilft die ausgleichende Kraft des Lavendels, nicht nur als ätherisches Öl sondern auch innerlich eingenommen, wieder zur Ruhe zu kommen. Der entspannende Effekt des Lavendels unterstützt den Kreislauf, hilft den Blutdruck zu regulieren und muskuläre Verspannungen zu lösen.

Seine beruhigenden und stabilisierenden Inhaltsstoffe helfen jenen Menschen, deren Aufregung und Nervosität sich vor Prüfungen oder großen Herausforderungen auf den Magen schlägt. Bekommt man vor Aufregung „keinen Bissen mehr hinunter" beruhigt Lavendel den nervösen Magen. Lavendel ist sehr hilfreich bei Kopfschmerzen und Migräne, bei Schwindelgefühl und Ohnmachtsneigung auch bei Reise- und Seekrankheit.

Lavendel wirkt regulierend bei Blutdruckproblemen, sowohl bei niedrigem wie hohem Blutdruck, bei Herzklopfen und Hitzewallungen und wird kräftigend eingesetzt nach Schlaganfällen, epileptischen Anfällen sowie Bewusstseinsverlust. Bei älteren Menschen wirkt Lavendel herzstärkend und wohltuend beruhigend bei Arteriosklerose und Parkinson.

Lavendel ist eine der großen Seelenpflanzen, was auch im wissenschaftlichen Namen zum Ausdruck kommt, der vom lateinischen „Lavare" = waschen stammt. Der Duft bewirkt durchaus eine Art seelische Reinigung, er wirkt klärend und bringt Ruhe und Nervenstärke, die Aufnahmebereitschaft für Neues wächst. Bei Überanstrengung und geistiger Überarbeitung hilft Lavendel den „Geist zu klären" und den Kopf frei zu machen um wieder konzentrations- und denkfähig zu werden. Bei großer geistiger Anstrengung, beim Lernen oder vor Prüfungssituationen ist es hilfreich eine kurze Pause einzulegen und das ätherische Öl des Lavendels aufzutragen oder einen Kräuterbitter mit Lavendel einzunehmen. Lavendel macht den Geist frei, er wirkt sofort belebend und erfrischend. Die innere Balance wird wieder hergestellt und seelische Spannungen wie aufgestaute Gefühle gelöst. Er beruhigt auch aufgeregte, überdrehte Kinder, genauso wie zur Aggression neigende alte, demente Menschen.

Die duftenden Blüten tragen die Sonne des Südens in sich, die blauen Blüten fördern tiefe seelische Ruhe und Gelassenheit. Seine Bitterstoffe sind imstande hitzige Konfrontationen zu harmonisieren. Lavendel kann nicht nur als Duftpflanze eingesetzt werden, innerlich als Tee oder Essenz angewendet, entfaltet er seine ganze Kraft.

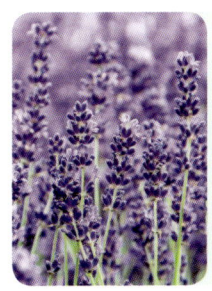

TIPP
Früher wurde Lavendel als hilfreich gegen Liebeskummer angesehen. Einige Tropfen der aromatisch-bitteren Essenz in etwas Honig gelöst auf der Zunge zergehen lassen – und die Welt schaut gleich wieder besser aus!

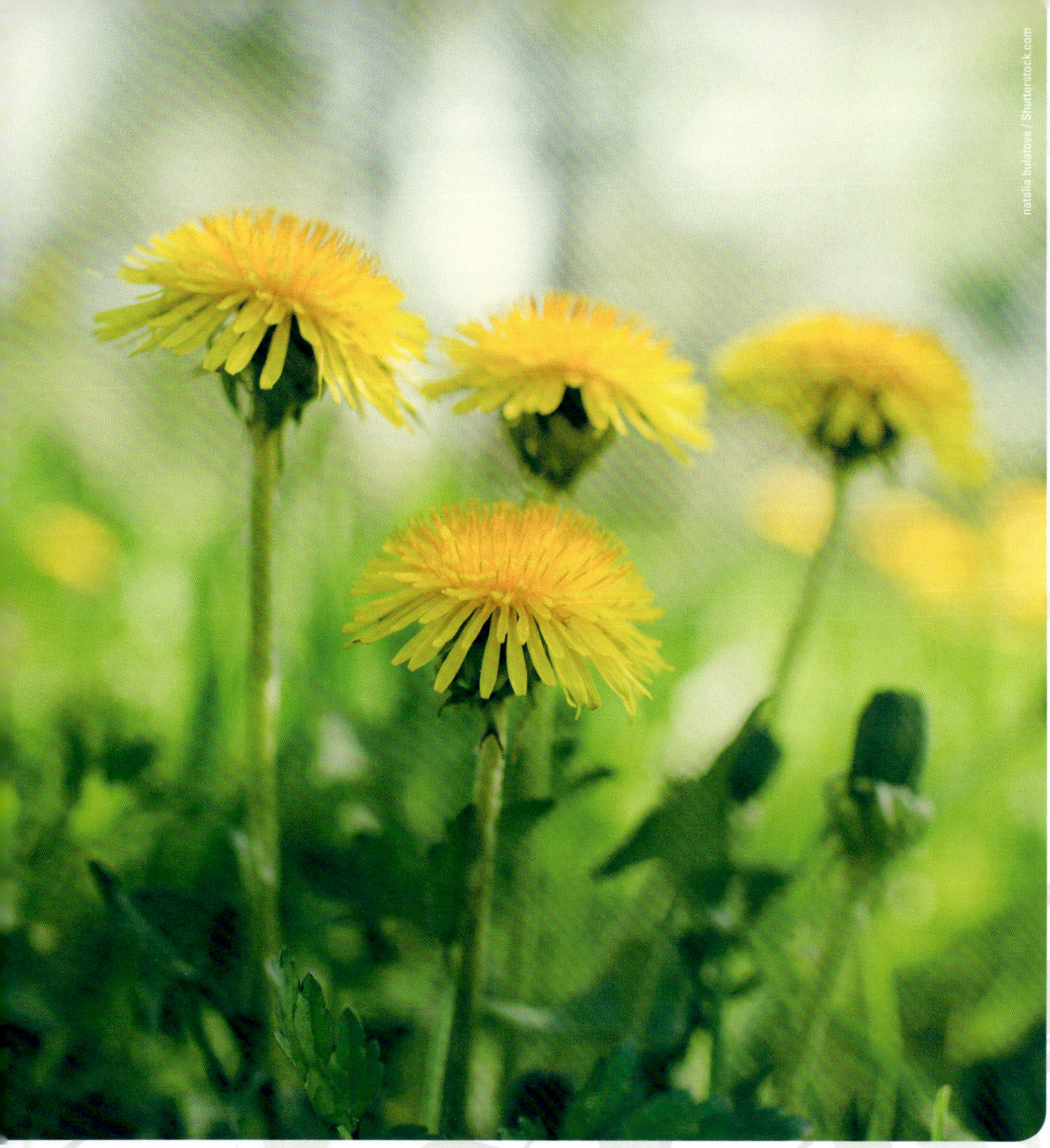

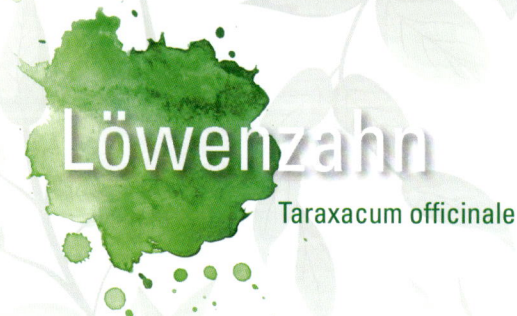

Löwenzahn
Taraxacum officinale

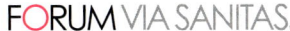

Beschreibung und Vorkommen:
Den gelb-blühenden Korbblütler kennt wahrlich jedes Kind, weil er als „Unkraut" überall in unseren Breiten zu finden ist. Die weißen fragilen Blütenköpfe werden gerne als „Pusteblume" genutzt.

Bei schönem Wetter öffnet der Löwenzahn bereits um 5 Uhr morgens seine strahlend gelben Blütenköpfe und schließt sie erst nach Sonnenuntergang. Die bekannte Wiesenblume hat eine tief in den Boden dringende Pfahlwurzel und eine grundständige Blattrosette mit gezähnten Blatträndern.

Verwendete Pflanzenteile:
Die frischen Blätter aus der grundständigen Blattrosette eignen sich bestens für den Salat oder als bitteres Wildgemüse.

Zu Heilzwecken wird der fleischige Wurzelstock genutzt, die von April bis Mai oder von September bis Oktober gestochen werden kann.

Inhaltsstoffe:
Bitterstoffe (Taraxin), Inulin, Vitamin C, Terpene, Steroide, Flavonoide

Wirkung:
galletreibend, appetitanregend, entzündungshemmend, entkrampfend, entgiftend

Anwendung:
Der Löwenzahn ist ein Leberkardinalmittel und eignet sich hervorragend zur Anregung der Leber-und Gallenfunktion, bei Appetit- und Verdauungsstörungen, mangelnder Fettverdauung oder Verstopfung und gastrischem Kopfschmerz. Vor allem die Bitterstoffe des Löwenzahns wirken appetitanregend und verdauungsfördernd.

Sein Cholingehalt wirkt auf Gallenblase und Darm. Cholin regt die Dickdarmschleimhaut und den Leberfettstoffwechsel an. Eine ausreichende Versorgung mit Cholin ist wichtig, um einer Verfettung der Leber vorzubeugen. Löwenzahn fördert den Gallefluss. Der Gallensaft, der von der Gallenblase in den Darm fließt, ist notwendig um die aufgenommenen Nahrungsfette zu zerlegen und für die Aufnahme in den Organismus vorzubereiten. Ein ausreichender Gallefluss ist daher notwendig für eine gesunde Verdauung.

Der volkstümliche Name „Bettsaicher" weist darauf hin, dass der Löwenzahn die Nieren- und Blasenfunktion anregt. Löwenzahn ist ein äußerst wichtiges Ausleitungsmittel zur Entgiftung über die Leber. Bei Stoffwechselkrankheiten wie Rheuma und Gicht, aber auch bei Allergien und Hautkrankheiten bewährt sich der Löwenzahn wegen seiner ausleitenden Wirkung.

Auch bei Nahrungsmittelunverträglichkeiten kann er gut regulierend eingesetzt werden. Der hohe Gehalt an Inulin kann den Kohlenhydratstoffwechsel, insbesondere den Zuckerstoffwechsel, günstig beeinflussen. Bei Diabetes sollte der Löwenzahn daher nicht fehlen, um die Bauchspeicheldrüse und die Balance des Zuckerspiegels zu unterstützen.

Seine Bitterstoffe sind sehr hilfreich bei ständigen Müdigkeitszuständen. Wird die Leber entlastet, profitiert auch der Energiehaushalt und die Vitalität steigt sofort!

Zur Ankurbelung des Stoffwechsels bewährt sich im Frühjahr eine sechswöchige Kur mit Löwenzahn. Es wird immer wieder berichtet, dass durch die Verbesserung der Entgiftung von Leber und Darm, auch Gelenkserkrankungen und deren Schmerzzustände an Intensität und Frequenz abnehmen.

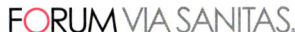

Bei langwierigen Erkrankungen und Therapieblockaden bewährt sich der Löwenzahn um die Lebenskräfte und die körpereigenen Regulation wieder zu aktivieren. Wichtige stagnierende Körperfunktionen, die für die Gesundheit einen großen Stellenwert haben, werden mobilisiert. Der Heilungs- und Genesungsprozess wird damit unterstützt.

Auf der seelischen Ebene wirkt Löwenzahn als pflanzliches Mittel bei Verbitterungszuständen. Wenn Ärger und Groll keinen Kanal nach außen finden, still in sich „hineingefressen" werden und sich in Depression und Selbsthass wandelt, hilft Löwenzahn diese emotionale Stagnation zu lösen und die innere Wut nach außen zu lassen, bzw. in schöpferische Kraft zu wandeln. Löwenzahn befreit von Wut, Ärger und Groll. Er hilft auch körperliche Anspannung zu lösen, wie Muskelhartspann und schmerzhafte Nackenverspannungen.

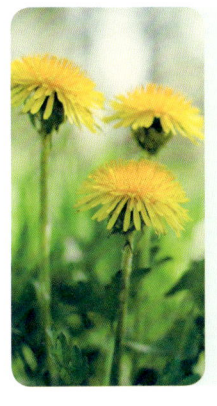

TIPP

Die Löwenzahnwurzel lockert verdichtete Böden und bringt Nährstoffe aus tieferen Schichten nach oben. Daher verdammen Sie ihn nicht, er tut durchaus Gutes in Ihrem Rasen. Aus den Wurzeln wurde früher Kaffee-Ersatz gewonnen. Die Frühlingswurzel, vor der Blüte gestochen, ist die Heilwurzel. Die Herbstwurzel enthält wesentlich weniger Wirkstoffe, ist dafür aber aromatischer für Löwenzahnkaffee.

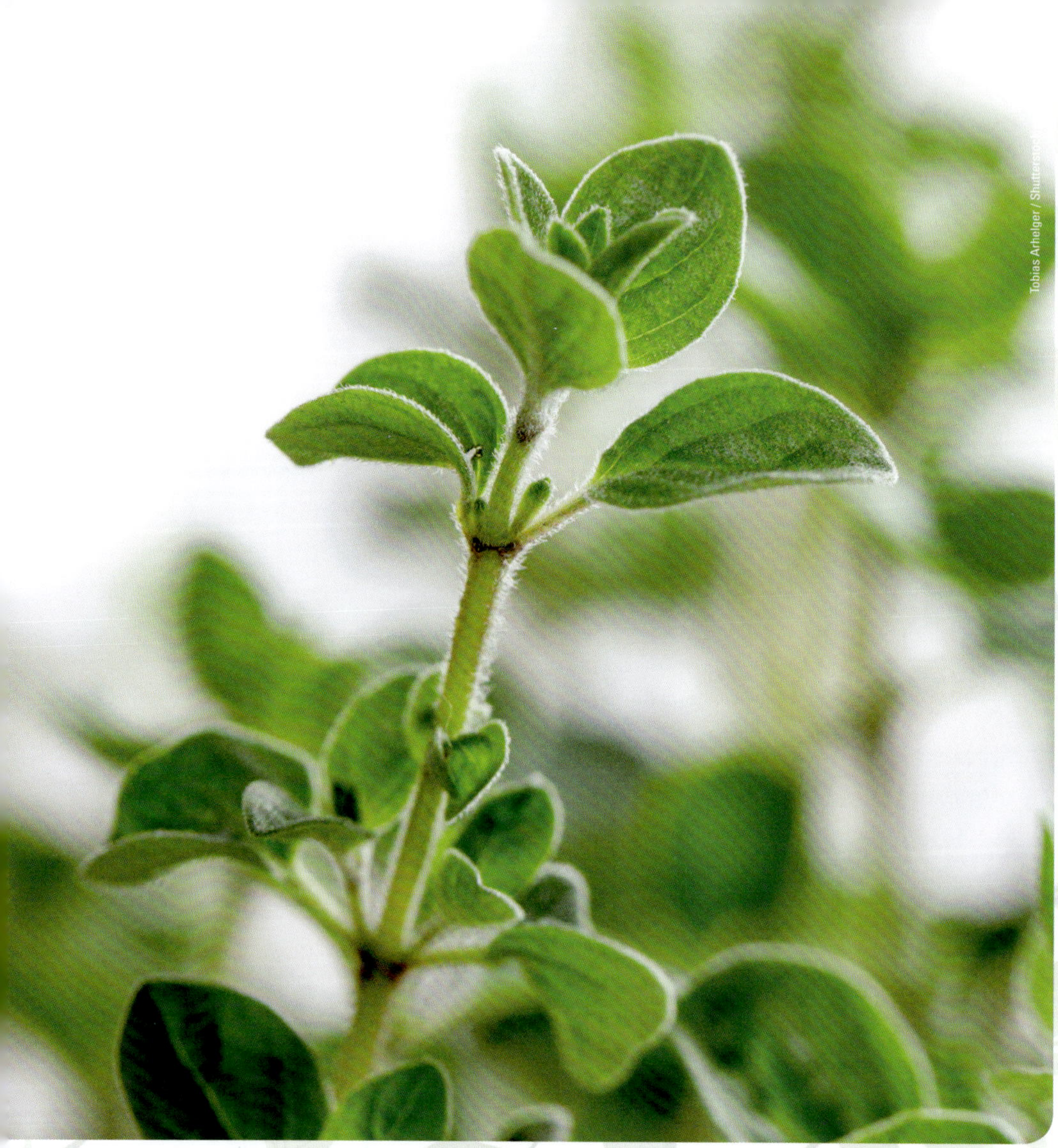

Majoran

Origanum majorana

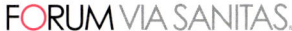

Beschreibung und Vorkommen:
Majoran wird auch als Süßer Majoran bezeichnet, um ihn von Oregano zu unterscheiden, der auch Wilder Majoran genannt wird. Die beiden würzig duftenden Mittelmeerpflanzen sind eng miteinander verwandt, ihr Duft ist jedoch jeweils charakteristisch. Majoran ist ein Lippenblütler der bis zu 50 cm hoch wird, seine dünnen, vierkantigen, stark verzweigten Stängel können manchmal rötlich unterlaufen sein. Die kleinen, elliptischen Blätter sind kreuzgegenständig angeordnet. Ab Juli erscheinen dichte Scheinähren mit weißen oder rötlichen kleinen Blüten. Im alten Griechenland war der Majoran der Göttin Aphrodite geweiht. Er galt als Liebesmittel, wohl aufgrund seiner entkrampfenden und tonisierenden Wirkung. Damals wurden auch Hochzeitskränze aus Majoran als Symbol der Liebe und Freude geflochten. Er wurde zum Würzen von Wein verwendet. Die Araber hingegen verwendeten Majoran gegen Trunkenheit. Zusammen mit anderen Gewürzpflanzen wie Oregano und Rosmarin, half der Majoran schon damals, Speisen länger haltbar zu machen. In Deutschland heißt Majoran auch Wurstkraut, weil er gemeinsam mit Thymian in traditionellen Wurstrezepten eingesetzt wird.

Verwendete Pflanzenteile:
Majoran kann nicht nur in der Küche zum bekömmlichen Würzen deftiger Speisen verwendet werden, er ist auch eine wertvolle Heilpflanze. Verwendet wird das Kraut, das zwischen Juli und Oktober geerntet wird.

Inhaltsstoffe:
ätherische Öle, Bitterstoffe, Gerbstoffe, Gerbsäure, Saponine, Arbutin, Borneol, Eugenol, Geraniol, Ursolsäure, Carvacrol, Oleanolsäure, Rosmarin-Säure, Terpinolene, Terpentin, Thymol, Vitamin C, Zink

Wirkung:
antibakteriell, beruhigend, krampflösend, schleimlösend, schweißtreibend, harntreibend, tonisierend

Anwendung:
Seine verdauungsfördernde Wirkung hilft fette und schwere Gerichte leichter verdaulich zu machen. Man sagt, der würzige Majoran erwärmt den ganzen Bauch. Seine wohltuende Wärme hilft den Verdauungsorganen in Schwung zu kommen. Er lindert Blähungen und Krämpfe der Verdauungsorgane.

Die Wirkstoffe des Majorans unterstützen auch die Freisetzung des Verdauungsenzyms Pepsin, was die Verdauung von fetten Speisen, aber auch Hülsenfrüchten erleichtert. Die regelmäßige und reichliche Verwendung der würzig-bitterstoffreichen Pflanze hilft Menschen, die pflanzliches Eiweiß von Bohnen und Linsen schlecht vertragen und mit Blähungen reagieren. Die Inhaltsstoffe des Majorans wirken auch entzündungswidrig. Ein Tee oder eine Tinktur aus diesem Lippenblütler lindert Magen-Darmreizungen und Durchfälle.

Der Majoran ist sehr reich an ätherischen Ölen, daher kann er gut auch bei Erkrankungen der Atemwege eingesetzt werden. Er befreit die Atemwege, lindert Husten, Schnupfen und Erkältungen.

Auch als Schnupfensalbe leistet der Majoran gute Dienste. Die erwärmende Wirkung des Majorans aktiviert auch den Stoffwechsel, die Ausleitung von Wasser und Schlackenstoffen und die Gewichtsregulation.

Dank seiner entkrampfenden und beruhigenden Wirkung hat der Majoran auch eine wohltuende Wirkung auf das Nervensystem. Seine würzige Kraft tut gut bei Kopfschmerzen, Migräne, nervöser Unruhe und Schlaflosigkeit. Majoran ist sehr reich an Antioxidantien.

Seine hohe antioxidative Kapazität beruht auf den Inhaltsstoffen Ursolsäure, Carvacrol und Thymol. Es gibt auch Hinweise darauf, dass diese Wirkstoffe den Abbau der kognitiven Fähigkeiten und des Gedächtnisses verlangsamen können. Majoranöl kann äußerlich gut gegen rheumatische Schmerzen und Muskelverspannungen eingesetzt werden.

Dazu kann man einen Ölauszug aus dem frischen oder getrockneten Majoran-Kraut ansetzen. Bei Babies und Kleinkindern bewährt sich Majoranöl oder –salbe zur zarten Bauchmassage bei Bauchschmerzen.

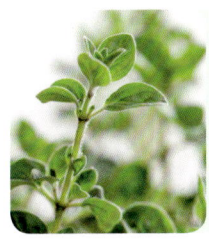

TIPP

Majoran macht müde Zellen munter! Majoran kann den Körper im Kampf gegen dieselben Erkrankungen unterstützen, für die auch die Mittelmeerkost eingesetzt wird.

OZMedia / Shutterstock.com

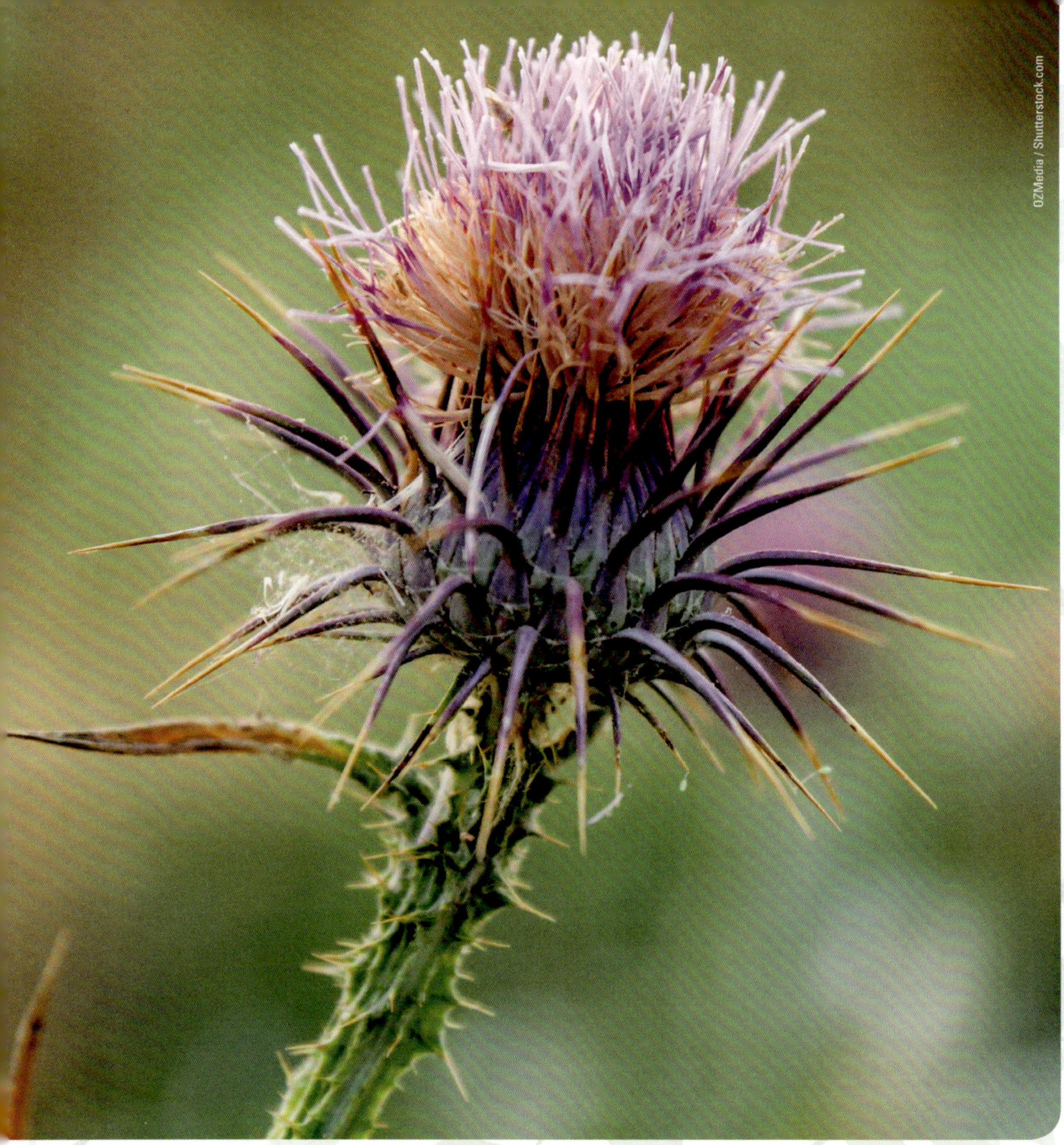

Mariendistel

Silybum marianum

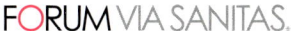

Beschreibung und Vorkommen:
Die Mariendistel ist der Jungfrau Maria gewidmet. Die Überlieferung besagt, dass Maria auf der Flucht vor dem König Herodes während des Stillens des hungrigen Jesuskindes einige Tropfen Milch verloren hat, die auf eine gewöhnliche Distel gefallen sind. Man sagt, dass die Blätter der Mariendistel seither ihr typisch grün-weiß marmoriertes Aussehen bekommen haben.

Sie wächst gerne an sonnigen, trockenen Standorten und steinigen Wegrändern. In Bauern- und Klostergärten wird sie als imposante Heilpflanze geschätzt. Schon Hildegard von Bingen empfahl die Mariendistel gegen Vergiftungen und Gelbsucht.

Verwendete Pflanzenteile:
Medizinisch genutzt werden die schwarzbraunen Früchte des Korbblütlers. Mit ihrer weißen seidig-glänzenden Haarkrone können sie wie Löwenzahnsamen durch die Luft fliegen. Die Früchte werden hauptsächlich als Tinktur oder Extrakt genutzt, weil sie für die Teezubereitung etwas zu hart sind.

Inhaltsstoffe:
Der Hauptwirkstoff ist das Silymarin, das nicht nur die Leberfunktion sondern auch das Allgemeinbefinden deutlich verbessert, außerdem fette Öle, Eiweiß und Schleimstoffe.

Wirkung:
leberentgiftend, leberschützend, leberregenerierend, antioxidativ, entzündungswidrig, fettstoffwechselanregend, tonisierend

Anwendung:
Die Eigenschaften und Wirkungen der Mariendistel sind bereits sehr gut untersucht. Sie gilt als bestuntersuchtes pflanzliches Lebertherapeuti-

kum mit anerkannter Wirkung. Haupteinsatzgebiete der Mariendistel sind Leber- und Gallenprobleme. Sie unterstützt die Leberfunktion bei Überlastung, Schwäche, Entzündung, fördert die Regeneration nach toxischen Leberschäden, lindert Entgiftungsstörungen der Leber, Leberstauungen, Leberzirrhose, regt den Gallefluss und die Fettverdauung an, hilft bei Übelkeit, Völlegefühl, Blähungen, gastrischen Kopfschmerz, tonisiert bei chronischer Müdigkeit, lindert Juckreiz der Haut und strafft das Bindegewebe.

Der Hauptwirkstoff Silymarin verhindert das Eindringen lebertoxischer Substanzen in die Leberzelle und fördert deren Regeneration und Neubildung. Um Ihnen einen Eindruck zur starken Leberkraft der Mariendistel zu geben: der Wirkstoff Silymarin wird in standardisierter, hochdosierter Arzneimittelform sogar auf Intensivstationen verwendet, um Vergiftungen durch Knollenblätterpilze in den Griff zu bekommen. Die Inhaltsstoffe dieser Pilze zerstören die Leberzellen, was tödlich enden kann. Mariendistel bewährt sich in der Vorbeugung und Therapie von Leberschäden, vor allem von toxischen Lebererkrankungen, infolge von Fehlernährung, übermäßigem Konsums üppiger Speisen, aber auch Alkohol- und Drogenmißbrauch, sowie Medikamenteneinnahme.

Auf jeden Fall ist eine bereits prophylaktische Anwendung der Mariendistel zumeist sinn- und wirkungsvoller, als deren therapeutische Verabreichung erst nach bereits erfolgter Leberschädigung. Arzneilich wird die Mariendistel bei dyspeptischen Beschwerden, zur unterstützenden Behandlung bei chronisch-entzündlichen Lebererkrankungen und Leberzirrhose empfohlen.

Die Durchführung einer saisonalen Entgiftungs- und Erneuerungskur mit einem Mariendistel-haltigen Kräuterbitter, empfiehlt sich jeweils drei Wochen im Frühjahr und Herbst, um den Organismus und die Leber von belastenden und schädlichen Stoffen zu befreien. Mariendistel hat auch eine wohltuend entkrampfende Wirkung auf das vegetative Nervensystem. Auf emotionaler Ebene lindert Mariendistel überschießende Emotionen wie Gereiztheit, Wut und unbeherrschbaren Ärger, aber auch lethargische Depressivität und lähmenden Selbstzweifel. Mariendistel hilft vergiftende und belastende seelische Toxine loszuwerden, die einen Menschen blockieren und gereizt und aggressiv machen können.

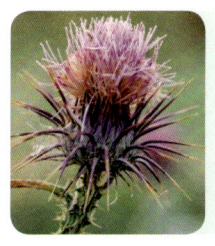

TIPP

Mariendistelfrüchte sind hervorragend verträglich. Sie eignen sich daher für eine längerfristige, kurmäßige Anwendung (3 – 6 Monate), wie es bei Lebererkrankungen notwendig ist.

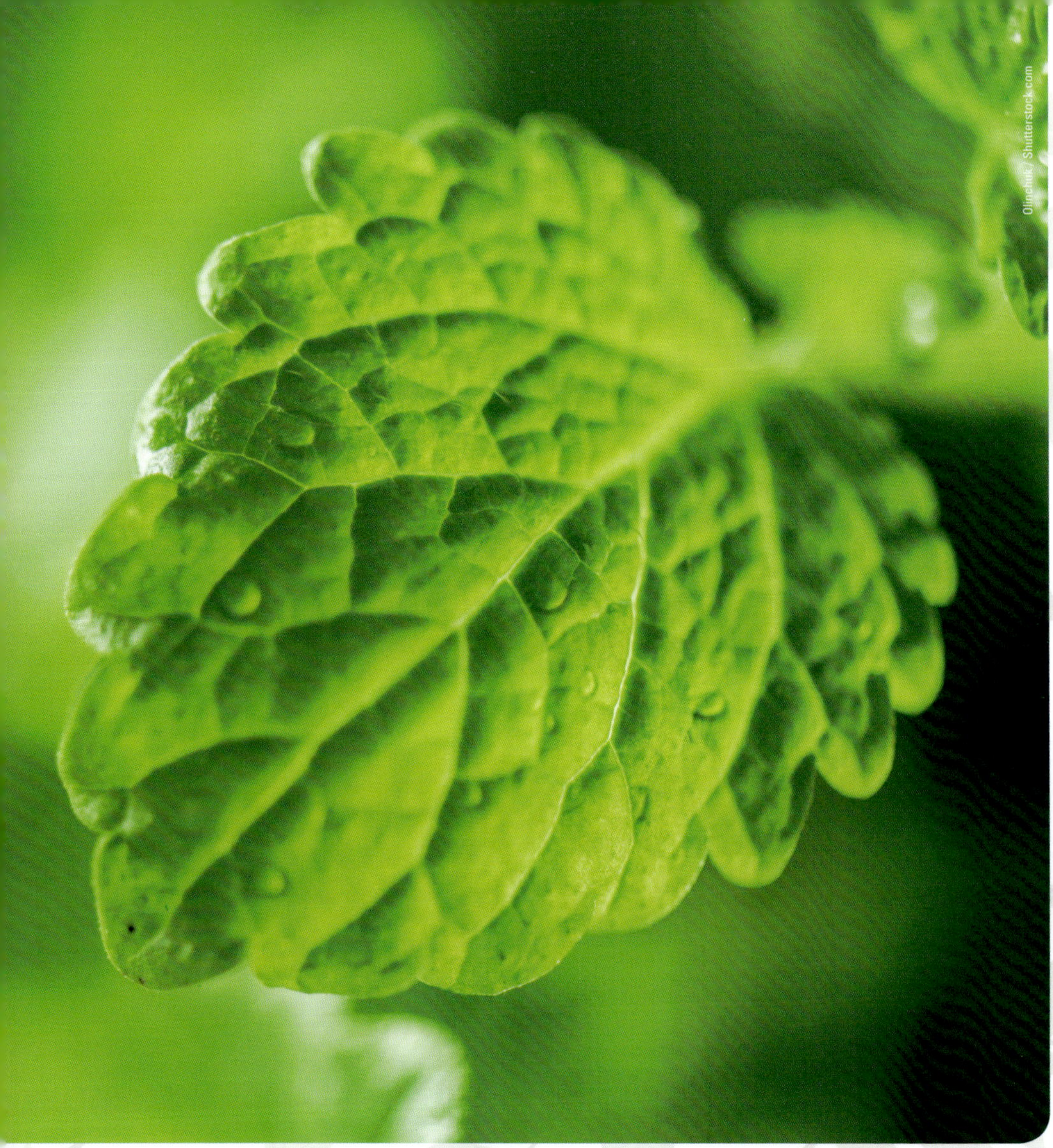

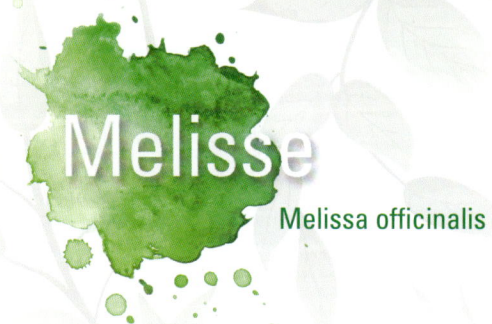

Melisse
Melissa officinalis

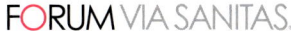

Beschreibung und Vorkommen:
Ursprünglich in Kleinasien beheimatet, wird die Melisse heute in Mitteleuropa in vielen Gärten kultiviert. Sie gilt als Bienenfutter, weil sie gerne von Bienen aufgesucht wird. Daher kommt auch ihr Gattungsname (griech. „melissa" = Biene, „meli" = Honig). Die Melisse entwickelt sich zu einer 80 cm hohen Staude mit verästelten, vierkantigen Stängeln und eiförmigen, kerbig-gesägten Blättern.

Der herrlich zitronenartige Duft sammelt sich in den mit ätherischen Ölen reichen Drüsenschuppen auf der Blattoberfläche. Beim Zerreiben der Blätter werden die Drüsen geöffnet und das ätherische Öl kann sich entfalten. In der Blütezeit entwickeln sich blass-weiße Blüten.

Melisse galt früher als Elixier ewiger Jugend. Paracelsus verkaufte sein Melissenelixier an Königshäuser Europas, mit dem Hinweis, es sei ein Lebenselixier. Für ihn ist sie die wertvollste Pflanze für das Herz. John Evelyn (1620) schrieb: „Melisse ist das Beste für das Gehirn, denn sie stärkt das Gedächtnis und treibt die Melancholie mit Macht aus."

In der Klosterheilkunde wurde Melissengeist schon seit Urzeiten zur Belebung des Geistes benutzt. Regelmäßige Anwendung soll Langlebigkeit bewirken und Senilität und Impotenz verhüten. Hildegard von Bingen meinte, dass Melisse fröhlich mache und die Kraft von 15 Kräutern in sich vereine.

Tabernaemontanus schrieb 1731 in seinem Kräuterbuch, dass die Melisse alle Traurigkeit und Schrecken vertreibe, fröhliche Träume mache und gut gegen Schwachheit und Ohnmacht des Herzens sei.

Verwendete Pflanzenteile:
Geerntet wird das Kraut vor der Blüte, wenn sich die ganze Kraft noch in den duftenden Blättern konzentriert.

Inhaltsstoffe:
Melissenblätter enthalten ätherische Öle (Citral, Citronellal) die beim Zerreiben der Blätter ihr herrlich duftendes, zitronenartiges Aroma entfalten. Außerdem Hydroxyzimtsäurederivate, Labiatengerbstoffe (Rosmarinsäure), Chlorogensäure, Flavonoide, Triterpene.

Wirkung:
Zitronenmelisse wirkt nerven- und magenstärkend, hat balsamische, harmonisierende, ausgleichende und auch antivirale, schilddrüsenregulierende Eigenschaften.

Anwendung:
Die Melisse ist bekannt durch die beliebten klösterlichen "Melissengeister", die als Kräuterbitter nach traditionellen Rezepturen hergestellt werden und als Hausmittel vielerorts bewährt sind. Melisse darf in keinem Bitterstoffelixier fehlen. Die zitronig duftende Pflanze bewährt sich nicht nur gegen Unwohlsein, sondern dient vorzüglich auch der allgemeinen Stärkung. Ihre Anwendung kräftigt das Herz und unterstützt die Verdauung. Die beruhigende und krampflösende Kraft der Melisse vermag krampfartige Leibes- und Seelenschmerzen zu lindern.

Melisse bewährt sich bei leichten krampfartigen, funktionellen Magen-Darm-Beschwerden (Blähungen, leichte Bauchkrämpfe), zur Verbesserung von Stresssymptomen und als Einschlafhilfe bei nervös bedingten Einschlafproblemen. Sie hilft aber auch bei nervösen Verdauungsbeschwerden, Magenverstimmungen, Übersäuerung, Blähungen etc. und ist hilfreich für Menschen die z.B. vor Aufregung „keinen Bissen hinunterbringen".

Durch die krampflösende Wirkung ist sie auch gut bei Regelbeschwerden und Kopfschmerzen. Die Melisse lindert Menstruationskrämpfe und prämenstruelle Verstimmungen. Auch bei Anfällen akuter Gastritis wirkt der sanfte Lippenblütler entzündungswidrig und wohltuend lindernd.

Melisse wirkt auf das seelische Gleichgewicht. Sie hat eine herzwirksame Komponente und wirkt gut als Tagesberuhigungsmittel bei nervösen Störungen mit Beteiligung des Herzens, wie nervöses Herzklopfen und Angstzustände. Melisse ist ein entspannendes Tonikum bei Angst, leichter Depression, Unruhe und Reizbarkeit. Sie löst seelische und körperliche Verspannungen, spendet Gelassenheit und hilft Menschen, die sich um Alles und jedes Sorgen und negativ an die Anforderungen des Lebens herangehen.

Traditionell wird Melisse, vor allem in der Klosterheilkunde kombiniert und mit anderen Kräutern und Gewürzen zu komplexen, aus ausgereiften Rezepturen verarbeitet und bei nervösen Belastungen, Angespanntheit, Unruhe, Reizbarkeit sowie zur Unterstützung der Herz-Kreislauffunktion gegeben.

Klinische Daten liegen für die äußerlichen Anwendungen bei Herpesinfektionen (Fieberblasen durch Herpes simplex) vor, was die schnellere Abheilungszeit, wie auch die Verringerung der Rezidivgefahr gezeigt hat. Hilfreich hat sich die Zitronenmelisse auch bei einer Hyperaktivität der Schilddrüse erwiesen, weil sie die Funktion der Schilddrüsenaktivität hemmt.

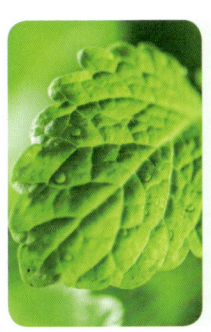

TIPP
Zitronenmelisse finden sich in vielen Gärten. Sie kann frisch gepflückt oder getrocknet einfach mit siedendem Wasser zu einem aromatischen Tee aufgegossen werden. In der Früh genossen wirkt Melisse anregend und belebend (Kaffeeersatz), am Abend hingegen entspannend.

images72 / Shutterstock.com

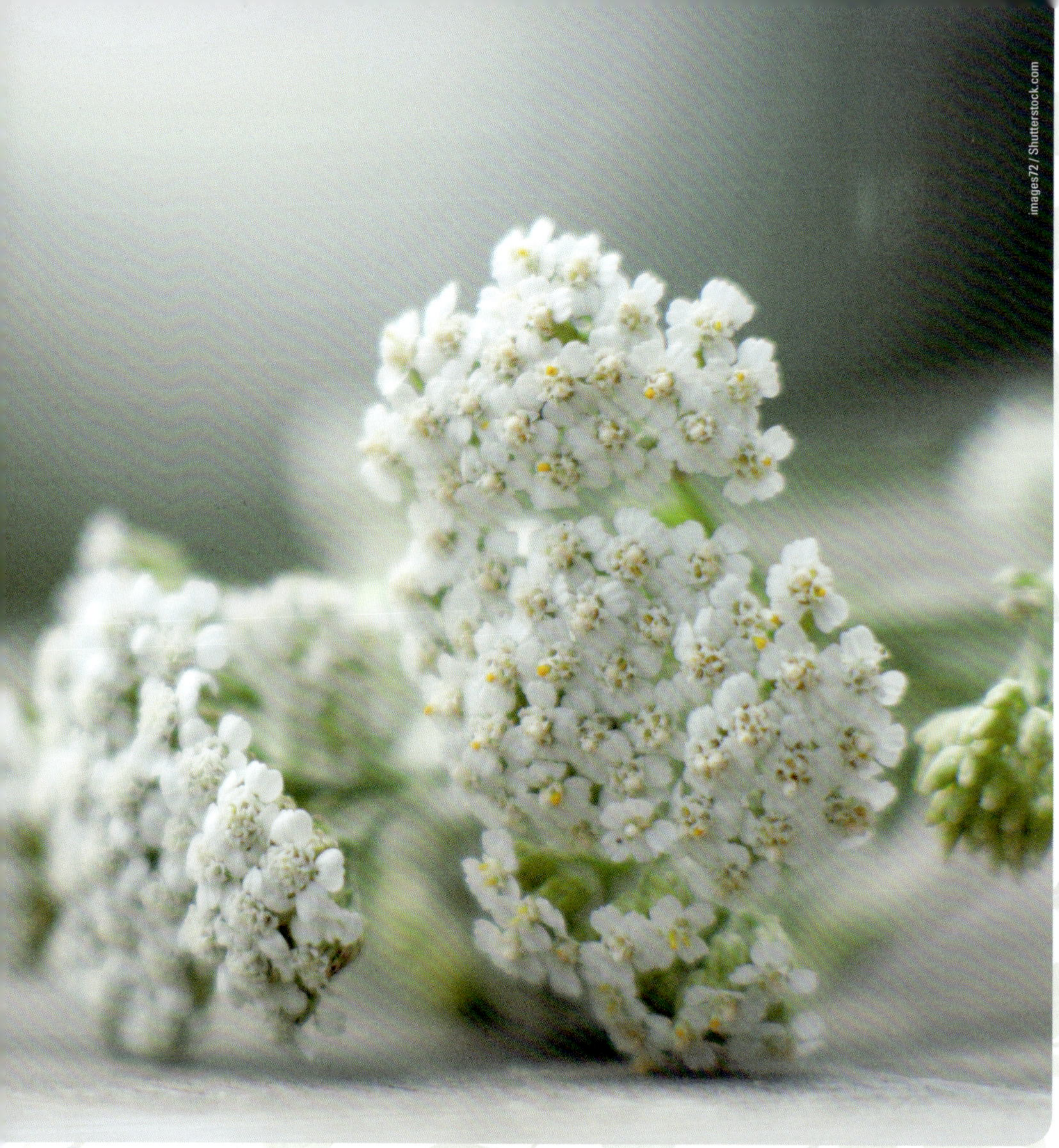

Schafgabe

Achillea millefolium

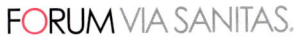

Beschreibung und Vorkommen:
Das aromatische Kraut wird seit der Antike als Bittermittel, als Wundheilmittel und als Frauenheilkraut benutzt. Der Sage nach geht der lateinische Name auf den griechischen Helden Achilles zurück, der mit diesem Wundkraut stark blutende Wunden des Königs Telephus und an sich selbst behandelt haben soll. Der deutsche Name beruht auf der Beobachtung, dass Schafe dieses Kraut im Krankheitsfall besonders gerne fressen um sich selbst damit zu helfen.

Hildegard von Bingen nannte die Pflanze „Garaw", abgeleitet vom altgermanischen „garwe", was sich als garmachen = gesundmachen deuten läßt. Sie beschrieb sie als warm und trocken mit feinen Kräften für die bessere Wundheilung und die Frauengesundheit. Pfarrer Kneipp meinte: Viel Unheil bliebe den Frauen erspart, würden sie öfters nach einer Schafgarbe greifen."

Die Schafgarbe ist ein Korbblütlergewächs (Asteraceae). Das feine, fiedrige, elegant geschwungene grüne Blatt ist besonders schön. Aufgrund der typischen Blattform wird es auch „Augenbraue der Venus" genannt. Der lateinische Name Millefolium = Tausendblatt bezieht sich auf die vielen Blättchen aus dem es zusammengesetzt ist. Der aufrechte, feste Stängel ist ein deutlicher Kontrast zu den zarten Blättern. In China wurden diese genutzt um das Orakel "I Ging" zu legen. Die zahlreichen Blütenköpfchen sind zu einer dichten weißen oder rosafarbenen Schirmrispe angeordnet.

Verwendete Pflanzenteile:
blühendes Kraut, frisch oder getrocknet

Inhaltsstoffe:
Die Schafgarbe enthält Bitterstoffe, Flavonoide und ein ätherisches Öl mit Cineol und Proazulen.

Wirkung:
krampflösend, harntreibend, entgiftend, blutflusshemmend, galletreibend, blähungswidrig, entzündungshemmend, antimikrobiell, krebsfeindlich

Anwendung:
Die ganze Pflanze strömt besonders zur Blütezeit im Hochsommer einen aromatisch-warmen Duft aus. Dieser Duft entspringt einem ätherischen Öl, das die Pflanze in allen Teilen durchdringt (nicht nur in der Blüte, wie bei der Kamille). Es enthält eine Vorstufe des Azulens. Azulen wirkt stark entzündungshemmend, krampflösend, wundheilend, abwehrsteigernd und ausgleichend auf die Nerven. Wirkungen, die durch andere Inhaltsstoffe, wie Bitterstoffe, Gerbstoffe etc. noch verstärkt werden.

Frauen hilft die Schafgarbe bei allen Verspannungen im Bereich des kleinen Beckens, insbesondere bei Krämpfen während der Periode, aber auch bei Zwischenblutungen, und zu schwacher oder zu starker Regelblutung. Sie hat eine reinigende Wirkung auf Blut und Lymphe. Zur Unterstützung der Behandlung von Blasenschwäche und allen Nierenerkrankungen hat sich die Schafgarbe ebenfalls bewährt. Sie durchwärmt und stärkt diese Organe, regt die Harnausscheidung an, ohne zu reizen.

Die Schafgarbe ist ein gutes Gefäßtonikum, besonders bei venösen Problemen. Sie hilft die Gefäße zu stärken, bei Hämorrhoiden, Krampfadern und während der Schwangerschaft. Schafgarbe stillt Blutungen, egal ob Nasenbluten, Wunden oder starken Menstruationsblutungen. Die Schafgarbe liebt trockene, warme und sonnige Wiesen und Wegränder. Sie blüht den ganzen Sommer über bis tief in den Herbst. Zumeist findet man weiße Blüten, manchmal auch rosafarbige, die volksheilkundlich eher Heilkräfte für Männer, insbesondere für die Prostata haben. Wenn man den aromatisch-würzigen Duft einatmet, scheint es fast, als hätte die zähe Pflanze die ganze Kraft und Wärme der Sommersonne aufgenommen, um sie an den Menschen weiterzugeben.

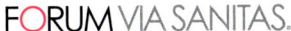

Ihr reicher Gehalt an ätherischen Ölen, Bitter- und Gerbstoffen macht die Schafgarbe zu einem wertvollen Magen- und Darmmittel. Ihre Bitterstoffe sind besonders geeignet bei Magen- und Darmstörungen, die von Krämpfen begleitet sind. Sie entkrampft auch bei schmerzhaften Blähungen und treibt die Winde. Aufgrund des Gehaltes an Azulen ist sie auch wirksam gegen Gastritis und Magengeschwüre, verbessert den Gallefluß und wirkt daher appetitanregend. Zur Unterstützung bei Blasenentzündungen, Reizblase und Blasenschwäche bewährt sich die Schafgarbe ebenfalls. Sie durchwärmt und stärkt die Harnwege und regt die Harnausscheidung an, ohne zu reizen.

Schafgarbe gibt auch emotionale Sicherheit um sich innerlich besser abzugrenzen. Sie dient dem Selbstschutz um sich durch Abgrenzung auf emotionaler und seelischer Ebene innerlich zu stärken. Schafgarbe gibt die Kraft geradlinig und unbeeinflusst seiner Persönlichkeit treu zu bleiben und seinen Weg folgen zu können.

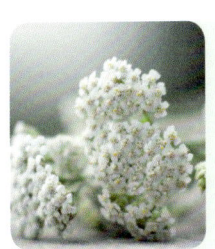

TIPP
In Stresssituationen wirkt die Schafgarbe ausgleichend und stabilisierend auf das innere Gleichgewicht. Bei Schlaflosigkeit hilft sie die Gedankenspirale loszulassen.

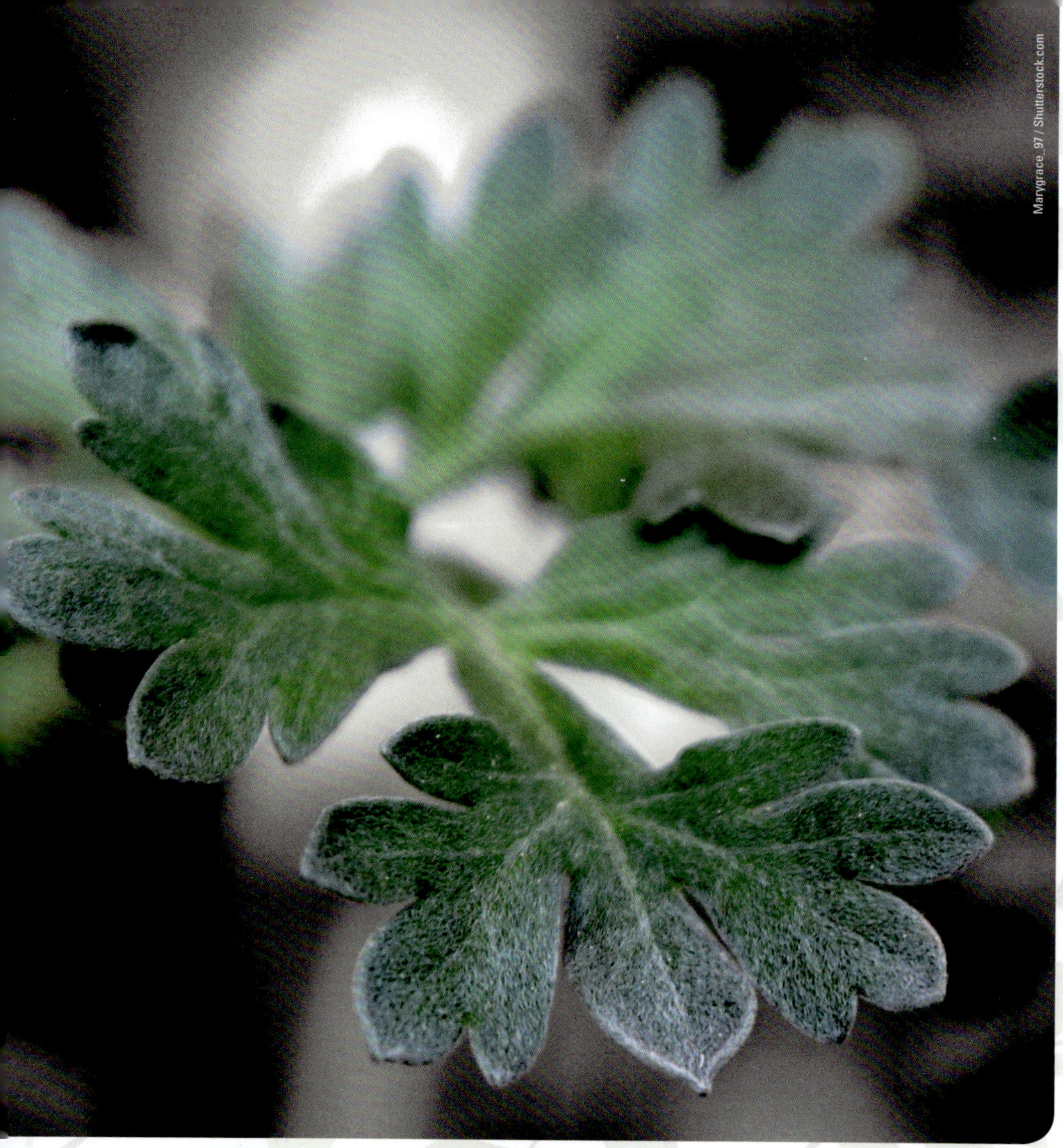

Wermut

Artemisia absinthium

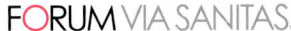

Beschreibung und Vorkommen:
Der Spruch: „… der bittere Wermutstropfen." beschreibt diese bittere Pflanze sehr treffend. Die ganze Wermutpflanze verströmt einen herben, balsamischen Duft. Die grau-silbrige Erscheinung der Wermutpflanze und die etwas hängend wirkenden Blütenstände geben dem Wermut eine ganz eigene Erscheinung. Die lateinische Bezeichnung Artemisia geht auf Artemis, die Göttin der Jagd und Schutzpatronin der Frauen, zurück. Hildegard von Bingen empfiehlt Wermut als Frühjahrskur bei Verdauungsbeschwerden, Darmbeschwerden, Schleimhautreizungen, Heuschnupfen, Nebenhöhlenentzündungen, Depressionen und Übersäuerungen.

Sehr bekannt war der Wermut im 19. Jahrhundert als in Künstlerkreisen geliebtes Modegetränk Absinth. Der Absinth vermittelt zunächst ein euphorisierendes Wohlgefühl. In der längerfristigen Anwendung kommt es jedoch aufgrund des Gehaltes an giftigen Thujons zu Degenerationserscheinungen am Zentralnervensystem. Der Wermut ist ein mehrjähriger, bis zu 1 Meter hoher Korbblütler, der an sonnigen Standorten auf kargem Ödland zu finden ist. Verwandte Arten sind Beifuß, Eberraute und Estragon.

Verwendete Pflanzenteile:
Verwendet werden die blühenden oberen Blatttriebe mit ihrem charakteristischen, sehr aromatischen Geruch, geerntet von Juli bis August.

Inhaltsstoffe:
ätherische Öle, (Thujon, Chamazulen) Sesquiterpenbitterstoffe (Anabsinthin, Matricin), Flavonoide

Wirkung:
verdauungsfördernd, krampflösend bei Magen-Darmbeschwerden, magenstärkend, magensäureregulierend, appetitanregend, gallensaftfördernd, entzündungswidrig, stärkend, belebend

Anwendung:
Wermut ist ein typisches Amarum aromaticum. Seine Hauptwirkung entfaltet der Wermut bei Verdauungsstörungen, vor allem wenn sie mit einer mangelnden Gallensaftproduktion zusammenhängen. Die würzig-bitteren Inhaltsstoffe des Wermut kurbeln die Drüsenproduktion des Verdauungssystems an. Er entfaltet seine wohltuende Kraft bei Leberschwäche, Appetitlosigkeit, Völlegefühl und Blähungen.

Man sagt, der Wermut erwärmt den gesamten Bauchraum und lindert Schmerzen und Krämpfe. Die säftefördernde Wirkung des Bitterkrautes regt den Fluss der Verdauungssäfte, insbesondere des Gallensaftes an. Nach Gallenkoliken und nach der Entfernung der Gallenblase hilft der Wermut die Verdauung zu unterstützen und den Appetit anzuregen.

Seine tonisierende Kraft beweist er bei schwächenden und erschöpfenden Magen-Darmerkrankungen und in der Rekonvaleszenz. Als Energietonikum bewährt sich der Wermut in der Rekonvaleszenz, bei postinfektiösen und generellen Schwächezuständen. Die Bitterstoffe des Wermut haben eine besonders starke Wirkung. Schon bei den alten Griechen war der Wermut als Stärkungsmittel für Körper und Seele gepriesen.

In der Antike wurde die Bitterpflanze auch als Mittel gegen Kater geprießen. Bei den Römern war sie als Universalheilmittel „wertvoller als jeder Preis, den die Welt zu bieten hat" geschätzt, weil sie die Gesundheit bewahrt und ein wahres Lebenselixier ist.

Auf emotionaler Ebene fördert Wermut Lebensfreude und hilft die bittern Erfahrung im Leben leicht zu überwinden und Zuversicht zu gewinnen.

Schon Tabernaemontanus schrieb 1588: „Wermut heilt Schwermut". Auch Hildegard von Bingen empfahl Wermut: „um den Blick klarer zu machen." Wermut weckt die Sinne und stärkt die geistige Präsenz.

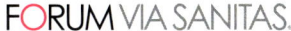

Wem der eigenwillig-bittere Geschmack des Wermuts nicht zusagt, kann versuchen, auf andere Kräuter der Wermutfamilie auszuweichen. In Geschmack und Wirkung etwas milder ist der Beifuß (Artemisia vulgaris). Er wurde wegen seiner verdauungsfördernden und wohltuenden Wirkung auf den Magen-Darmtrakt auch als „Gänsekraut" gerne als Beigabe zu üppigen Braten gegeben.

Ebenfalls zu den Wermutgewächsen zählt die Eberraute. Nicht nur aufgrund ihres Duftes wird sie auch Colakraut genannt, ebenso sie ist ein gutes Energietonikum und aktiviert Leber und Galle.

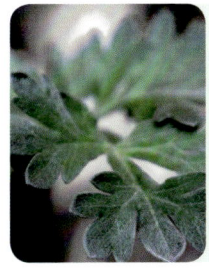

TIPP
Wermut bewährt sich traditionell bei Beschwerden des Magen-Darmtraktes. Schon der Abt Walafridus Strabo empfahl Wermut den „vollen Brüdern, wenn sie nachts überflüssig dem Baccho gedient haben" für den Folgetag.

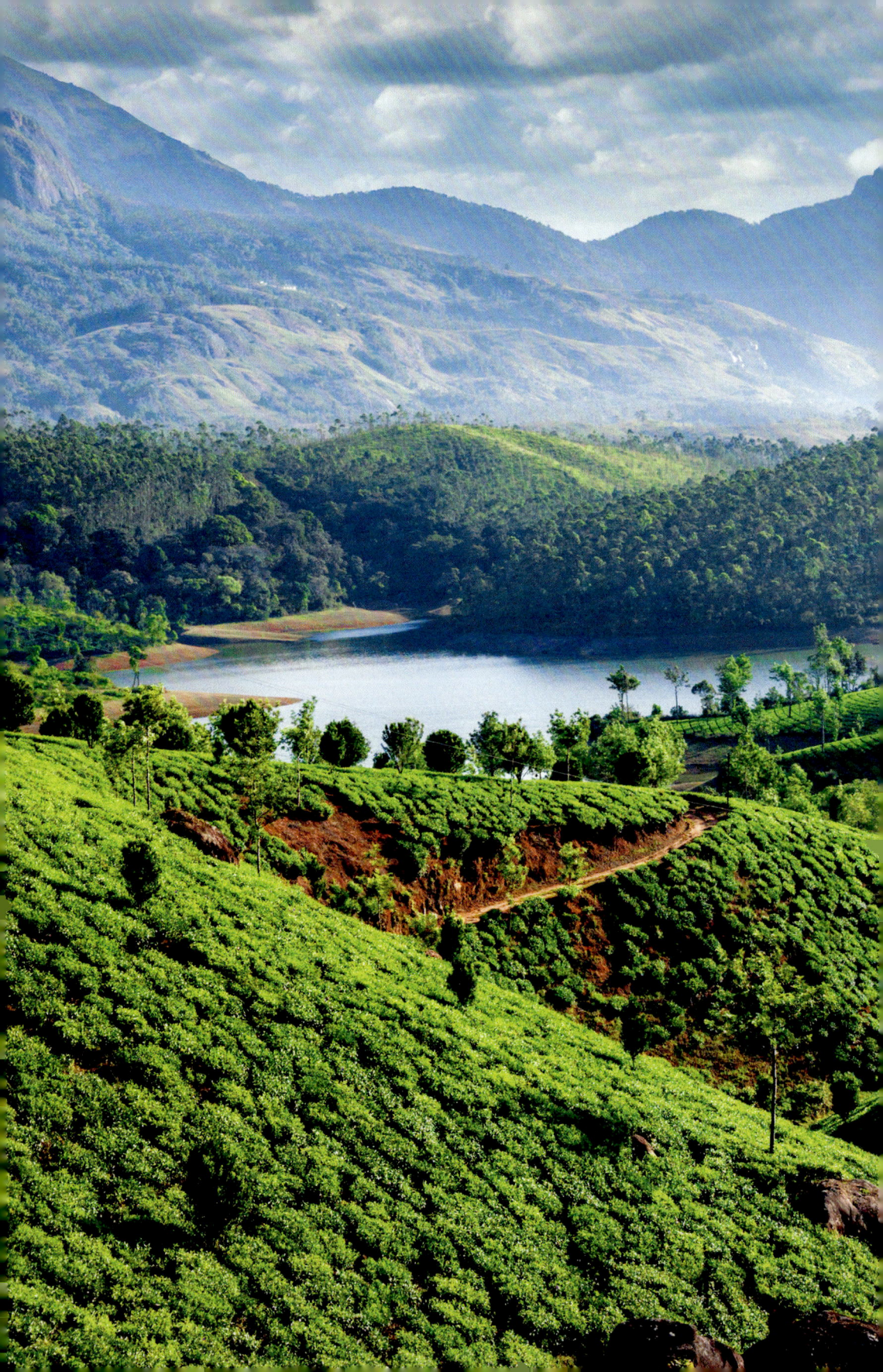

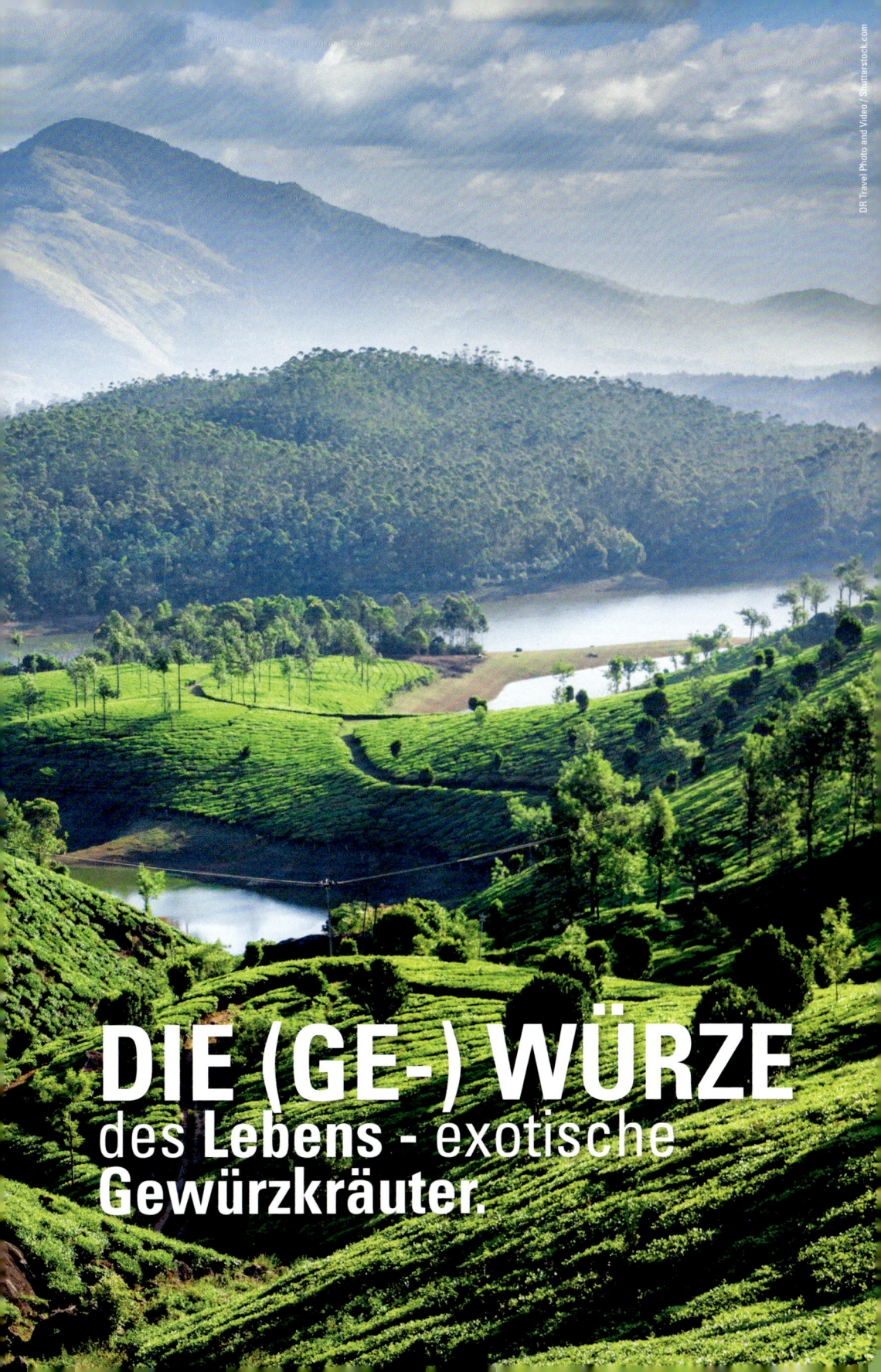

DIE (GE-) WÜRZE
des Lebens - exotische Gewürzkräuter.

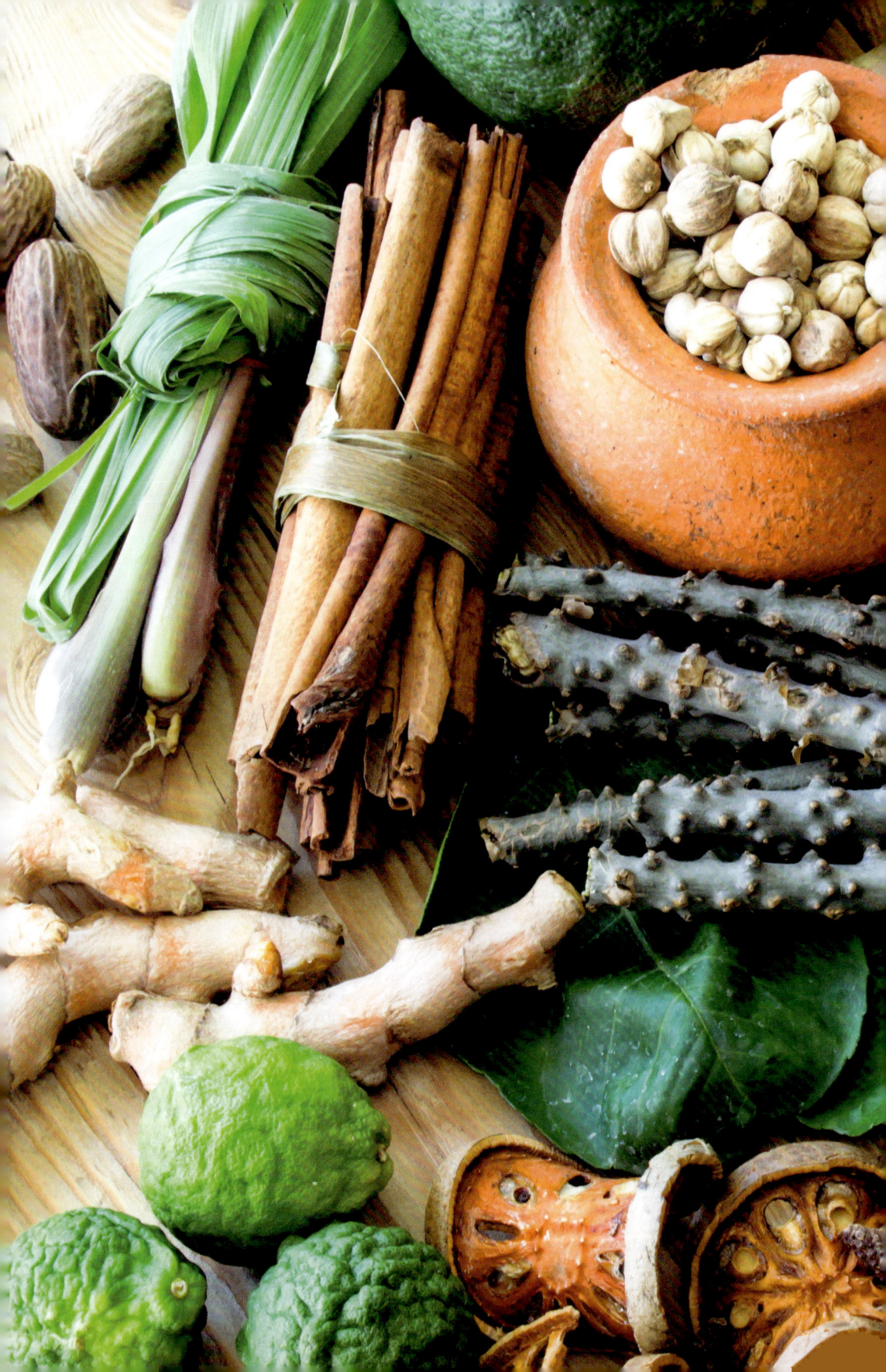

Die heilkräftigen Geheimnisse der exotischen Gewürzkräuter

Aromatische Gewürze aus aller Welt waren früher kostbare Spezereien, deren Beschaffung mühsam und kostspielig war. Ihre Würzkraft zaubert aus simplen Speisen intensive Geschmackserlebnisse für den Gaumen und machen üppige Menüs bekömmlich. Gewürze werten unsere Speisen auf und verleihen unseren Gerichten schöne Farben und interessante Geschmacksnoten. Gewürze sind jedoch mehr als nur raffinierte Küchenhelfer.

Die Heilkraft exotischer Gewürze ist indes völlig unterschätzt. Bereits zu Zeiten der Klosterheilkunde wurden zu Heilzwecken kostbare fremdländische Gewürze auf den alten Handelswegen nach Europa gebracht. Gewürze tragen die Sonne in sich und besitzen Heilkräfte, die sorgsam genutzt, ein wertvoller Beitrag für unsere Gesundheit sein können. Es war die Kunst der Traditionellen Europäischen Medizin heimische Kräuter mit exotischen Gewürzen zu aufwendigen und komplizierten Rezepturen zu kombinieren, deren Heilkraft unübertroffen war.

Moderne Forschungsergebnisse belegen, dass bitterstoffreiche Gewürze die Gesundheit effektiv unterstützen können. Gewürze wirken entzündungshemmend, unterstützen die Fettverbrennung, kurbeln den Stoffwechsel an, wirken antiviral, antibakteriell und pilzbekämpfend. Selbst der Blutzuckerspiegel kann mit den richtigen Gewürzen stabilisiert werden. Wir haben für Sie einige bitterstoffreiche Gewürze und deren Bedeutung für die Gesundheit zusammengestellt.

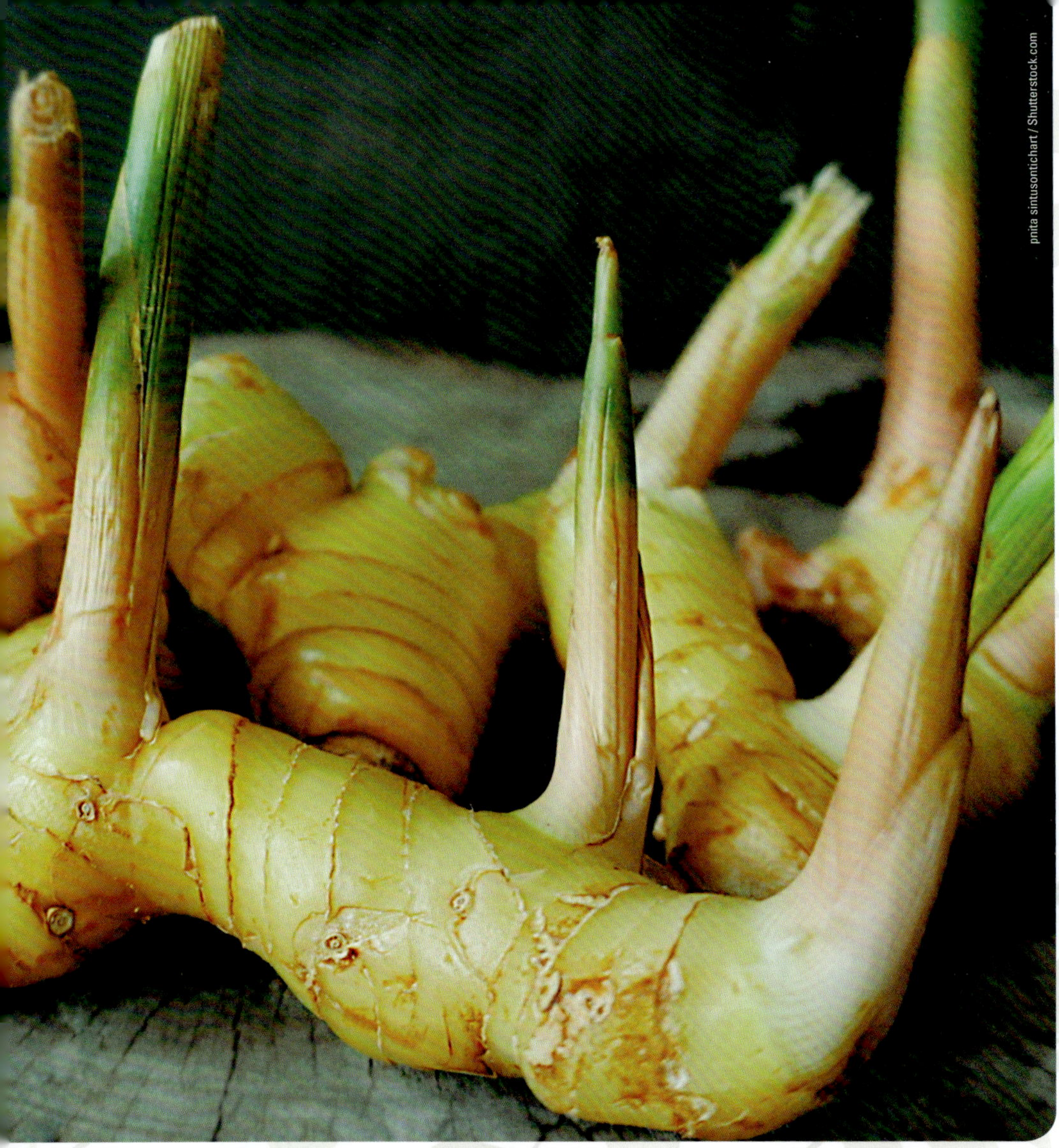

Galgant

Alpinia officinarum

Beschreibung und Vorkommen:
Der Galgant gehört zur Familie der Ingwergewächse (Zingiberaceae) und ist in Asien heimisch.

Der lateinische Name Alpinia officinarum hat also nichts mit einem Vorkommen in den Alpen zu tun, er bezieht sich auf den bedeutenden italienischen Botaniker Prospero Alpini. Galgant ist aus der asiatischen Küche nicht wegzudenken, vor allem als Suppen- und Eintopfgewürz. Vom Geschmack her ist er Ingwer sehr ähnlich, er lässt sich daher in vielen Rezepten verwenden.

Traditionell gilt Galgant als belebendes und aktivierendes Heilmittel, vor allem auch zur Linderung von Schmerzen des Magens, der Galle oder des Herzens. Galgant kam im Mittelalter durch die Araber nach Europa und wurde bei vielen Krankheiten als Heilmittel eingesetzt.

Hildegard von Bingen bezeichnete den Galgant als „Gewürz des Lebens" und verwendete ihn bei Herzbeschwerden, Verdauungsbeschwerden, Durchfallerkrankungen und Schlaflosigkeit. Sie empfahl, Galgant bereits präventiv täglich zu sich zu nehmen, weshalb Galgant zu den wichtigsten „Hildegard-Gewürzen" zählt.

Die Galgantpflanze ist krautig, sehr ausdauernd und erreicht eine Wuchshöhe von bis zu 1,80 m. Wie alle Ingwergewächse bildet er dicke unterirdische Rhizome aus, die auch Trockenheit gut aushalten.

Verwendete Pflanzenteile:
Wurzelrhizom frisch oder pulverisiert

Inhaltsstoffe:
ätherische Öle, Scharfstoffe (Diarylheptanoide), Gingerole (Phenylalkanone), Gerbstoffe und Flavonoide

Wirkung:
appetitanregend, entzündungshemmend, durchblutungsfördernd und leicht antibakteriell

Anwendung:
In der traditionellen europäischen Medizin wird Galgant bei Verdauungsbeschwerden wie Appetitlosigkeit, Blähungen, Völlegefühl, Übelkeit und Brechreiz sowie Gallenkoliken verwendet. Die Schärfe des Galgant entfaltet einen wärmenden Einfluss auf den Organismus. Im Mittelalter fand der Galgant deshalb sogar als Aphrodisiakum Verwendung. Die wärmende Kraft des Galgant ist jedenfalls ein wahres Lebenselixier bei Müdigkeit, Erschöpfungszuständen, Kreislaufschwäche und Herzschwäche. Auch bei Menstruationsbeschwerden und Unterleibskrämpfen kann Galgant seine wohltuend lindernde Kraft entwickeln.

Die Scharfstoffe beruhigen den Magen und fördern die Verdauung. Vor allem gegen Verstopfung und Blähungen hilft Galgant. Die krampflösende Kraft des Galgant kann auch bei beginnenden Gallekoliken helfen.

Forschungsergebnisse geben auch Hinweise, dass Galgant hilft den Blutzuckerspiegel zu regulieren. Es wird vermutet, dass Galgant die Bauchspeicheldrüse anregt, mehr Insulin zu produzieren. Auch die Magensäureproduktion kann mithilfe von Galgant gut reguliert und gepuffert werden, was eine gute Vorbeugung gegen Gastritis und Magengeschwüre sein kann.

Nach überreichen Mahlzeiten empfiehlt Hildegard von Bingen übrigens 1 Teelöffel Galgantpulver in eine Tasse Kaffee gerührt zu genießen. Übrigens: die wärmende Wirkung des Galgant imitiert hervorragend das Mundgefühl eines Schluck Alkohols. Falls Sie also auf Alkohol verzichten möchten, oder den Alkoholgehalt Ihrer Cocktails nieder halten möchten, greifen Sie auf Galgant zurück.

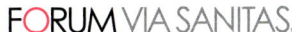

Falls Sie eine Neigung zur Reise- und Seekrankheit haben, bewährt sich auf Reisen immer ein Fläschen Galgant dabei zu haben, um im Bedarfsfall eine Brise gegen die aufkommende Übelkeit nehmen zu können.

Die Scharfstoffe beruhigen den Magen und fördern die Verdauung. Galgant bewährt sich auch zur Unterstützung der Immunabwehr. Das enthaltene Cineol wirkt entzündungshemmend, schleimlösend und lindert Erkältungen und Bronchitis.

Auch bei entzündlichen Gelenkserkrankungen wie Rheuma und Arthritis, kann Galgant, durch seine Fähigkeit die Prostaglandin-Synthese zu hemmen, zur Schmerzlinderung und Entzündungshemmung beitragen. Es gibt sogar Hinweise darauf, dass die Gingerole des Galgant nicht nur antibakteriell und entzündungshemmend wirken, sondern auch in der begleitenden Krebstherapie einen wertvollen Beitrag leisten.

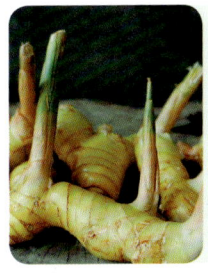

TIPP
Bei Kreislaufschwäche und niedrigem Blutdruck empfiehlt sich eine Kur mit Galgant. Entweder als Einzelkraut 1 Messerspitze frisch gemahlenes Galgantpulver täglich getrunken, oder als Tinktur in Kombination mit anderen Bitterkräutern.

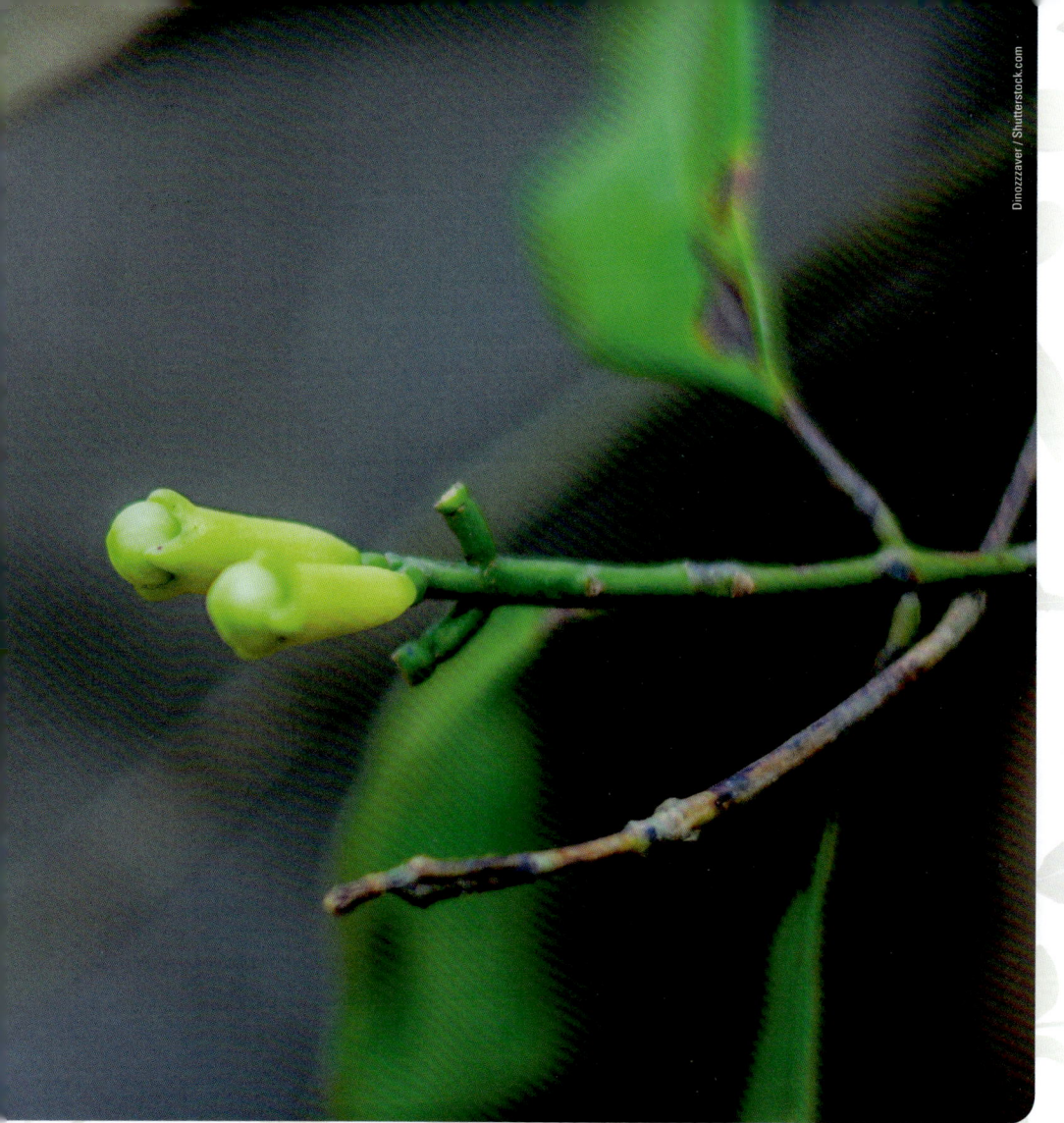

Gewürznelke
Caryophyllus aromaticus

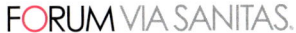

Beschreibung und Vorkommen:
Die Gewürznelke ist die getrocknete Blütenknospe des tropischen Baumes Syzygium aromaticum, die auf der ganzen Welt nicht nur wegen ihrer aromatischen Gewürzkraft geschätzt wird. Sie stammt ursprünglich von den Molukken, einer indonesischen Inselgruppe im Pazifik, die einst unter dem Namen „Gewürzinseln" bekannt war.

In der chinesischen und ayurvedischen Heilkunde hat die Gewürznelke bereits seit Jahrhunderten ihren festen Platz. In der traditionellen europäischen Pflanzenheilkunde wird die Gewürznelke bei Zahnschmerzen empfohlen, denn die aromatische Pflanze enthält Stoffe mit schmerzlindernden und antibakteriellen Eigenschaften. 1-2 Gewürznelken werden auf den schmerzenden Zahn gelegt und zerkaut bis sie sich fast auflösen.

Verwendete Pflanzenteile:
getrocknete Blütenknospen

Inhaltsstoffe:
Gewürznelken enthalten ätherische Öle, Gerbstoffe, Flavonoide, Triterpene und einige Phytosterole. Das Nelkenöl hat einen hohen Anteil an Eugenol. Dieses ätherische Öl hat sehr gute antimikrobielle, schmerzlindernde, entzündungswidrige und krampflösende Eigenschaften.

Wirkung:
lindert Verdauungsstörungen, Mundgeruch, Schmerzen

Anwendung:
Hatten auch Sie als Kind eine Großmutter, die Ihnen bei Bauchschmerzen ein mit Gewürznelken und Zimt gewürztes Apfelkompott liebevoll an das Bett gebracht hat? Vielleicht hat Sie Ihnen dabei auch das Lied „ Mit Näglein bestickt ..." vorgesungen? Dieses alte Wiegenlied bezieht sich auf die Gewürznelken, die in eine Zwiebel gesteckt in den Speisen mitge-

kocht wurden, um die Gerichte bekömmlich zu machen. Das Eugenol und andere Wirkstoffe der aromatischen Blütenknopse schützen den Körper auf vielerlei Weise.

Gewürznelken wirken regulierend auf die Magen-Darmtätigkeit, lindern Blähungen und Durchfall. Sie fördern die Schleimproduktion des Magens, lindern damit Gastritis und beugen Magengeschwüren vor. Auch bei Helicobacter pylori Infektionen kann Eugenol das Bakterienwachstum stoppen. Diese Bakterien verursachen Magengeschwüre und werden auch mit Magenkrebs in Verbindung gebracht. Die Wirkstoffe der Gewürznelke können Bakterien nebenwirkungsfreier abtöten, als häufig eingesetzte Antibiotika. Das Aroma des Nelkenöls lindert zudem Übelkeit und Brechreiz. Extrakte aus der Gewürznelke haben starke antioxidative Eigenschaften.

Die schmerzstillende und antibakterielle Kraft des Nelkenöls ist nicht nur ein wirkungsvoller Schmerzkiller bei Zahnschmerzen, auch übler Mundgeruch lässt sich mit Nelkenöl gut in den Griff bekommen. Die antibakteriellen Wirkstoffe der Gewürznelke reduzieren die geruchsbildenden Fäulnisbakterien im Mund deutlich und tragen so zu einem besseren Atem bei. In früheren Zeiten, als es noch keine Zahnpasten gab, haben sich Gewürznelken zur Mundhygiene bewährt. Diese traditionelle Anwendung hat sich bis heute in Asien gehalten. Gewürznelken werden nach dem Essen zum Kauen gereicht. Sie sorgen für einen frischen Atem und aktivieren die Verdauung. Außerdem gibt es Hinweise dass Gewürznelkenextrakt gegen Herpesinfektion gut anwendbar ist.

Die Gewürznelke beeindruckt auch durch ihre entzündungshemmenden Eigenschaften, was durch eine Hemmung der Prostaglandin-Synthese durch Eugenol zu erklären ist.

In stressigen Zeiten lohnt es sich Gewürznelkenessenzen oder –aromen

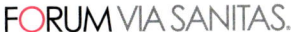

auch mal zur Konzentrationsförderung und besseren Gehirnleistung sowie bei Kopfschmerzen auszuprobieren. Das Nelkenaroma wirkt beruhigend und hat eine leicht antidepressive Wirkung. Es entspannt die Psyche wohltuend. Das Bewusstsein und die Denkfähigkeit wird wieder klar und fokussiert.

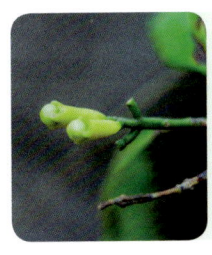

TIPP
Die ätherischen Öle der Gewürznelke bieten einen tatsächlich wirkungsvollen Schutz gegen Mückenstiche. Die abschreckende Wirkung soll bis zu 4 Stunden anhalten.

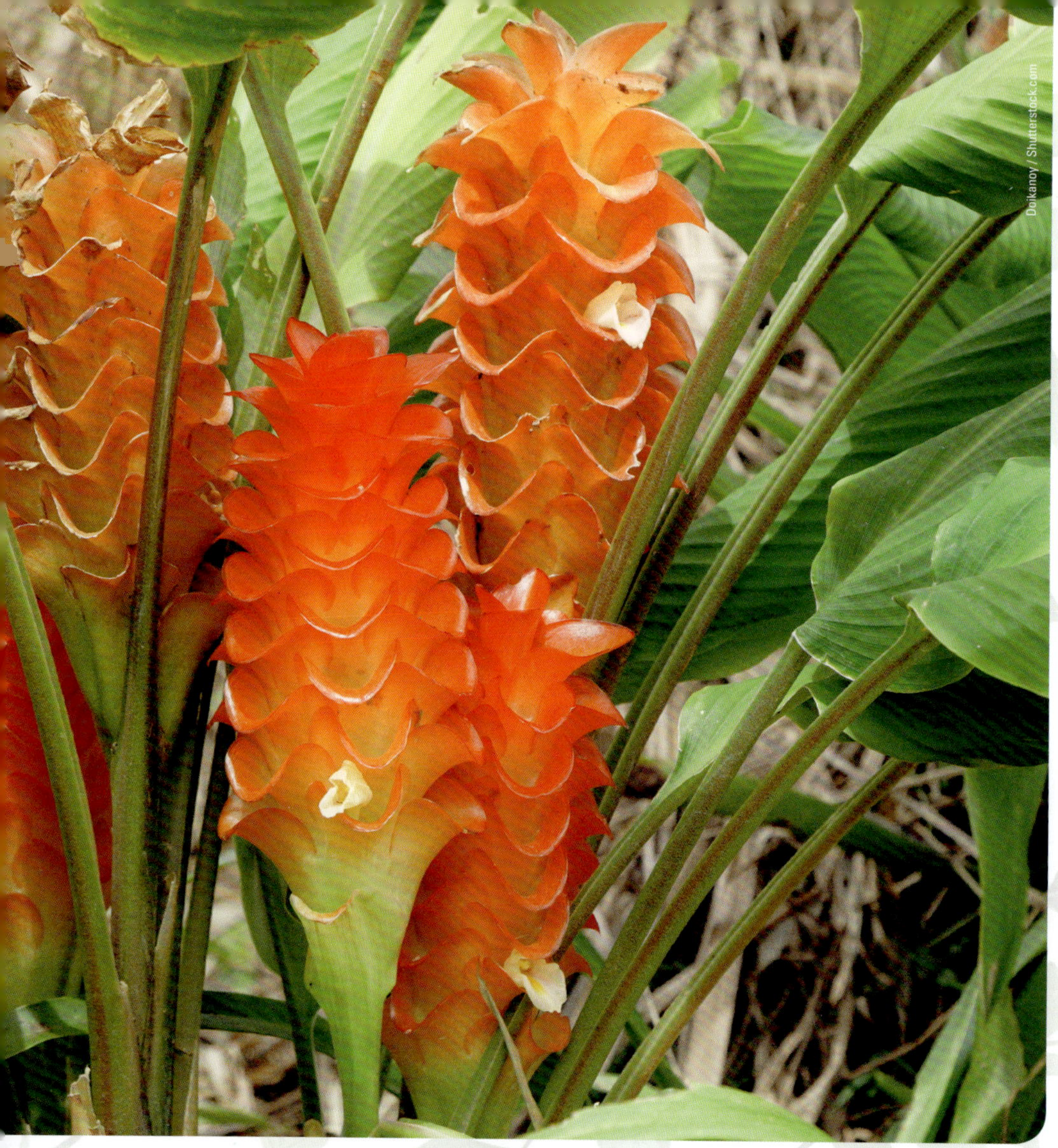

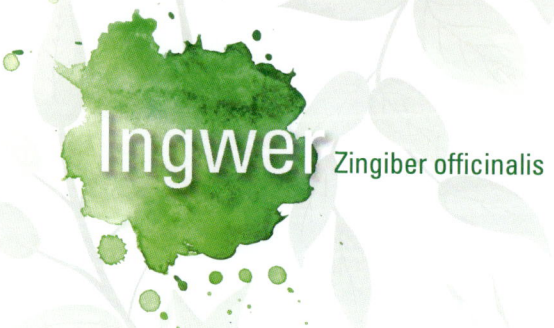

Ingwer Zingiber officinalis

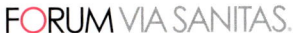

Beschreibung und Vorkommen:
Ingwer ist in Südostasien heimisch. In China wird Ingwer bereits seit Jahrhunderten angebaut und heilkundlich genutzt. Bereits im Altertum gelangte Ingwer über die alten Handelswege nach Europa.

Schon Dioskurides erwähnte Ingwer als wertvolles Magenheilmittel. Paracelsus, Lonicerus und Matteoli beschrieben Ingwer ebenfalls als wirkungsvolles verdauungsförderndes Heilmittel und wertvolles Remedium in der Klosterheilkunde. Auch als aromatisches Aphrodisiakum war Ingwer beliebt.

Ingwer ist eine Staude aus dessen knolligen Rhizom-Abschnitten schilfartige Stängel mit lanzettförmigen Blättern austreiben. Die gelben Blüten tragen purpurfarbige Lippen.

Der Gattungsname Zingiber geht auf das Sanskritwort „sgringavera" = mit Geweihsprossen versehen zurück, das sehr gut das Rhizom beschreibt.

Verwendete Pflanzenteile:
Ingwerwurzelstock, Rhizom

Inhaltsstoffe:
ätherische Öle und nichtflüchtige Scharfstoffe (Gingerole und Shogaole)

Wirkung:
verdauungsfördernd, immunstimulierend, schmerzlindernd, kreislaufanregend, entzündungshemmend, antibakteriell, antiviral, schweißtreibend, entsäuernd

Anwendung:
Ingwer gehört zu einem der bestuntersuchten Gewürze. Forscher auf der ganzen Welt beschäftigen sich mit der gesundheitlichen Wirkung von

Ingwer und dessen Inhaltsstoffen. Basierend auf langer traditioneller Erfahrung bewährt sich Ingwer zur Unterstützung der Verdauungsfunktion bei leichten krampfartiger Magen-Darm-Beschwerden. Die erwärmende Kraft des Ingwers ist wohltuend, magenstärkend bei Gastritis, Reizmagen, Übelkeit und lindert Magen-Darm- und Periodenkrämpfe. Die Wirkstoffe des Ingwers aktivieren die Darmtätigkeit und Peristaltik.

Die Gingerole des Ingwers und andere Inhaltsstoffe weisen entzündungshemmende und schmerzlindernde Eigenschaften auf, die gereizte Magen- und Darmschleimhäute beruhigen und die Bildung von Magen- und Zwölffingerdarmgeschwüren vorbeugen. Dass der Ingwer keimtötende und antiparasitäre Kraft hat, weiß jeder der schon mal japanisches Sushi gegessen hat. Die Beigabe von frischen oder fermentierten Ingwer zum rohen Fisch hält die Fischmahlzeit frisch, beugt einer Salmonellenbildung vor und fördert die Eiweißverdauung.

Auch die Unterstützung des Immunsystems durch Ingwer ist inzwischen gut belegt. Seine wärmende Kraft aktiviert die körpereigene Immunabwehr. Ein Ingwertee oder ein ingwerhaltiger Kräuterbitter ist eine gute Möglichkeit Frösteln, aufsteigendes Kältegefühl und beginnende Erkältungen anzuhalten.

Besondere Aufmerksamkeit der Forschung liegt auf dem Wirkstoff Gingerol aus dem Ingwer. Die Struktur dieses Pflanzenstoffes ist dem Aspirin sehr ähnlich. Tatsächlich kann der entzündungshemmende Effekt des Ingwers bei rheumatischen Erkrankungen wohltuend lindernd sein und Schwellungen, Schmerzen und Arthritisbeschwerden mildern.

Das hohe antioxidative Potential der aromatischen Gewürzknolle unterstützt die Regulation des Cholesterinspiegels indem es hilft die Oxidation des schädlichen LDL-Cholesterin zu reduzieren.

Das herrlich leicht-zitronige aber trotzdem durchdringende scharfe Aroma hilft Kopfschmerzen zu lindern, erwärmt bei Kältegefühl, löst Schleim und verschafft Erleichterung bei Erkältungen.

Man kann Ingwer getrost als wahre Powerknolle bezeichnen. Sie ist ein pflanzlicher Energybooster, körperliches und mentales Tonikum und Stärkungsmittel für Herz-Kreislauf.

Ingwer vermittelt Lebensfeuer bei mangelnder Lebenswärme und Vitalität. Seine Scharfstoffe vitalisieren den Geist kopflastiger Menschen.

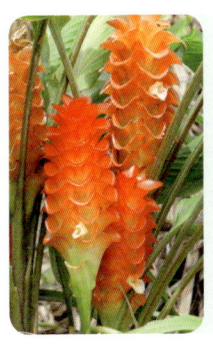

TIPP

Ingwer gehört zu den wirksamsten pflanzlichen Hilfsmitteln gegen Reisekrankheit, Unwohlsein und Schwangerschaftsübelkeit. Die ätherischen Öle beruhigen das autonome Nervensystem. Gingerol blockiert im Magen-Darm-Trakt die Rezeptoren des Botenstoffes Serotonin.

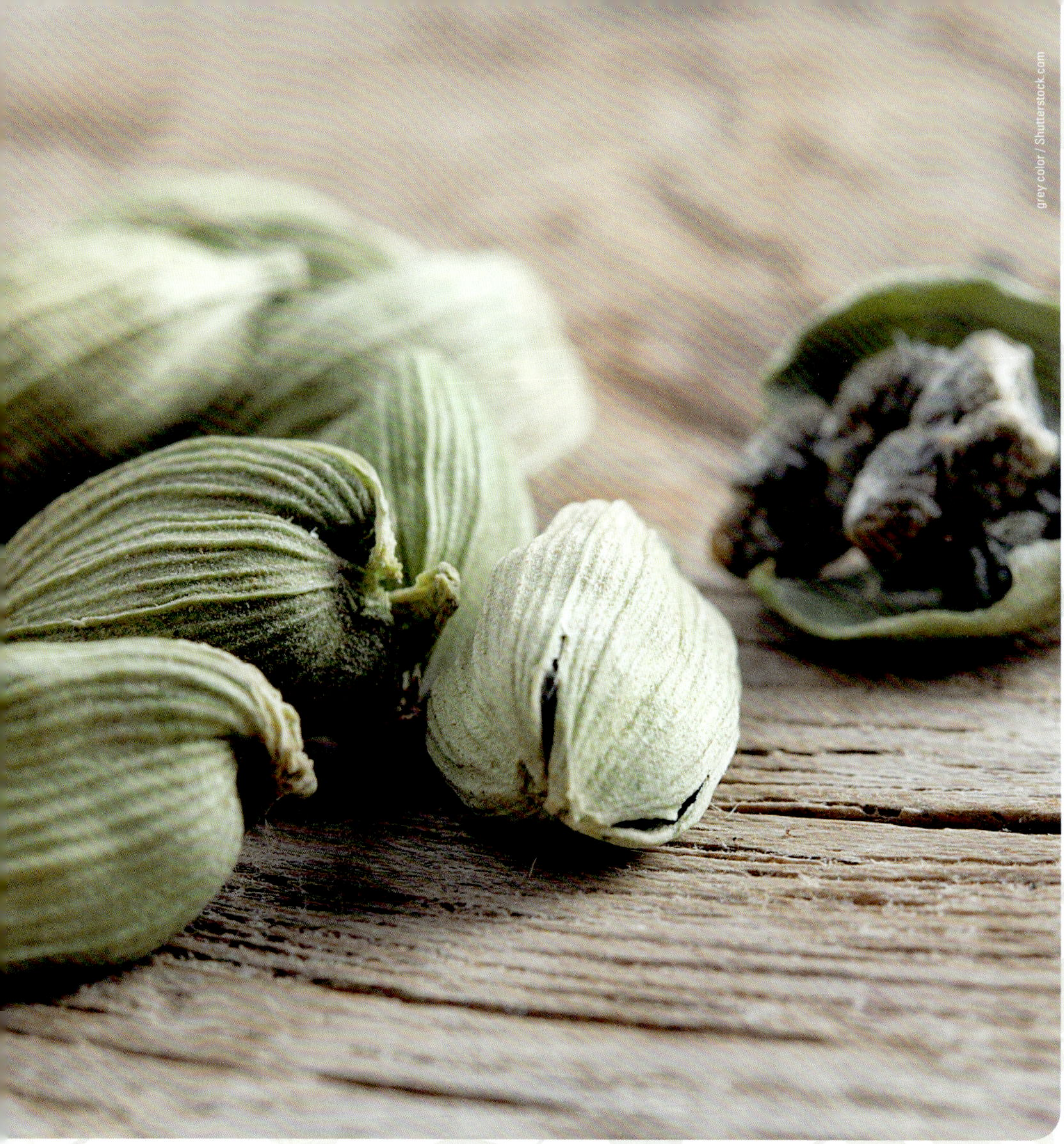

Kardamom

Elettaria cardamomum

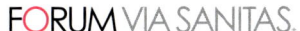

Beschreibung und Vorkommen:
Auch Kardamom gehört zu den Ingwergewächsen (Zingiberaceae). Kardamom ist in den feuchten Bergwäldern Indiens und Sri Lankas beheimatet. Die 2-3 m hohe Staude treibt aus einem dicken, knolligen Rhizom aus. Die weißen Blütentriebe laufen in vierblütigen Rispen aus. Die Früchte bilden die bekannten dreifächrigen Kapseln. Kardamom wurde bereits bei den alten Babyloniern als heilendes Gewürz genutzt. Man hat Hinweise darauf auf den Tontafeln von Ninive gefunden (600 v Chr.). Die intensiv-würzige Frucht wird auch in „Geschichten von Tausend und eine Nacht" erwähnt. In vielen Parfüms entfaltet Kardamom seine liebesentfachende Wirkung. Kardamom gilt als „König der Gewürze" und ist äußerst kostbar.

Verwendete Pflanzenteile:
Die Früchte werden kurz vor der Reife geerntet.

Inhaltsstoffe:
ätherische Öle, Hydroxyzimtsäurederivate, fette Öle, Stärke

Wirkung:
verdauungsfördernd, entzündungswidrig, krampflösend, antibakteriell

TIPP
1-2 Kardamom-Kapseln kauen verleiht nicht nur frischen Atem (z.B. nach Alkoholgenuss) – auch der Kreislauf kommt in Schwung.

Anwendung:
Mit Kardamom kann man Magen, Galle und Darm mild aktivieren. Kardamomfrüchte fördern die Magensaft- und Gallensekretion, lindern Verdauungsstörungen, Appetitlosigkeit, Blähungen, Übelkeit und Erbrechen. Im Orient fügt man Kardamom dem Kaffee zu, nicht nur um den Geschmack zu verfeinern, sondern auch um diesen bekömmlicher zu machen. Einfach 1-2 Kardamomkapseln mitkochen oder eine Prise frisch gemahlenen Kardamom, gerne auch kombiniert mit Zimt, Piment, Nelken, vor dem Aufbrühen zum Kaffeepulver geben.

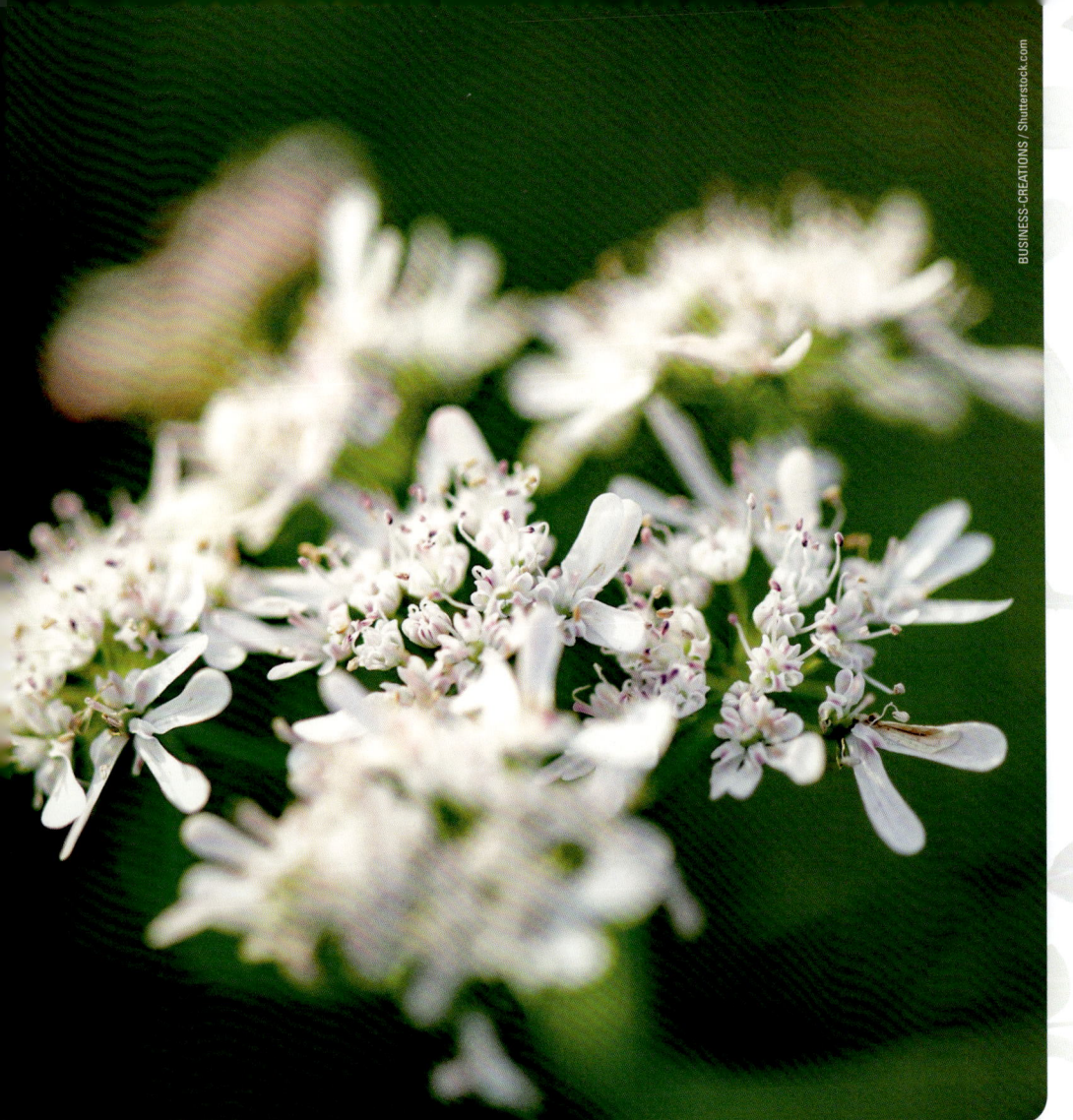

Koriander
Coriandrum sativum

Beschreibung und Vorkommen:
Koriander ist ein zweijähriger Doldenblütler. Der Geruch des grünen Krautes wird sehr unterschiedlich wahrgenommen. Die einen lieben das Aroma andere hingegen empfinden es eher als aufdringlich bis abstoßend. Der Name „Koriander" leitet sich vom griechischen „koris" ab. Das bedeutet „Wanze" und bezieht sich höchstwahrscheinlich auf den wanzenähnlichen, aufdringlichen Geruch frischer Pflanzenteile, wie Blätter und unreife Früchte. Daher wird er bei uns auch wenig schmeichelhaft Wanzendill, Wanzenkraut oder Wanzenkümmel genannt. Aufgrund der Ähnlichkeit zu Petersilie hört man auch die Bezeichnung indische bzw. chinesische Petersilie. Das blumig-würzige Aroma der reifen Früchte wird hingegen durchwegs angenehm empfunden.

Das frische Korianderkraut wird in der Küche verwendet. Seine gesundheitliche Wirkung ist etwas geringer als der Koriandersamen. Vor allem schmeckt Kraut und Samen interessanterweise völlig unterschiedlich.

Verwendete Pflanzenteile:
frisches Kraut, getrocknete, reife Früchte, Wurzel

Inhaltsstoffe:
ätherische Öle, Monoterpene, Flavonoide, Hydroxycumarine, Triterpensäure, Kaffeesäurederivate

Wirkung:
appetitanregend, krampflösend, verdauungsfördernd, fettstoffwechselanregend, antibakteriell

Anwendung:
Frische Korianderblätter werden hauptsächlich in der Küche verwendet. Getrocknet verliert das Kraut sein Aroma. Die Korianderfrüchte werden im reifen und getrockneten Zustand als Ganzes oder gemahlen verwendet.

Sie sind Bestandteil vieler Gewürzmischungen (Curry, Garam masala). Bei uns verwendet man Korianderfrüchte auch in Brot und Lebkuchen oder zum Einlegen von Gemüse, nicht nur zur geschmacklichen Aufbesserung, sondern auch um diese Speisen bekömmlicher und leichter verdaulich zu machen.

Koriandersamen fördern den Speichelfluß und die Magensaftsekretion. Wohltuend ist vor allem ihre beruhigende Wirkung gegen Verdauungsbeschwerden, Reizdarmsyndrome, Krämpfe und Blähungen. Bauchschmerzen können durch die regelmäßige Anwendung von Koriander, auch in Kombination mit anderen Bitterkräutern, deutlich gelindert werden.

Vor allem für das Reizdarmsyndrom liegen vielversprechende Forschungsergebnisse vor. Unter dieser chronischen Darmerkrankung leiden in Europa inzwischen zwischen 10 - 20% der Menschen, häufig vor allem Frauen. Das Reizdarmsyndrom zeigt sich in Symptomen wie Bauchschmerzen, Blähungen, Krämpfen und Verdauungsstörungen, bei denen sich Durchfall und Verstopfung abwechseln. Diese belastenden Beschwerden können durch regelmäßige Verwendung von Koriander in diversen Speisen oder durch die Einnahme von korianderhaltigen Kräuterbittern wesentlich gelindert werden. Die Einnahme von Koriander erweist sich als hilfreiches Spasmolytikum, d.h. es entspannt die angespannte Muskulatur des Verdauungstraktes und beruhigt einen überaktiven Darm.

Koriandersamen haben eine leicht antibiotische und keimtötende Wirkung, daher wurden Speisen früher auch damit gewürzt, um sie haltbarer zu machen. Die ätherischen Öle im Koriandersamen wirken mild schmerzlindernd. Der aromatische Koriander ist daher eine Wohltat bei Kopfschmerzen, Migräne und Verspannungen. Auch bei einem Kater nach einer durchfeierten Nacht, kann der Koriander den Kopf wieder frei machen und den Magen beruhigen.

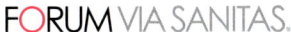

Es gibt vielversprechende Hinweise, dass Korianderfrüchte die Blutfette positiv beeinflussen können. Werden Korianderfrüchte fett- und cholesterinreichen Speisen zugesetzt, wird der Anstieg des LDL-Cholesterins zugunsten des HDL-Cholesterins verschoben, was sich positiv auf die Blutgefäße und das Herz-Kreislaufsystem auswirkt.

Koriander wirkt mit seinen würzigen ätherischen Ölen nicht nur magenstärkend, verdauungsfördernd und schmerzstillend. Er hat auch eine wunderbar stabilisierende Wirkung auf die Psyche und die Nerven. Die seelische Wirkung des Korianders ist eine Wohltat bei Stressbelastungen, Angstzuständen und Schlafstörungen. Bei Müdigkeit, Erschöpfung und Konzentrationsproblemen hat der Koriander einen belebenden und vitalisierenden Effekt. Er verbessert das Erinnerungsvermögen und hebt die Stimmung. Man sagt dem Koriander euphorisierende Kraft mit aphrodisischer Wirkung nach. Dank der positiven Wirkung auf die Psyche und die Verdauung gibt es mit Koriander positive Erfahrungen bei Magersucht und Essstörungen.

Das ätherische Öl des Korianders eignet sich für Babys und Kleinkinder, sollte allerdings nicht in der Schwangerschaft verwendet werden.

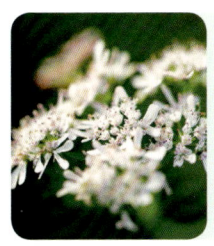

TIPP
Man sagt Koriander ist das ideale Powerkraut für Künstler vor ihrem Auftritt: es baut Schüchternheit ab, stärkt das Selbstbewusstsein und erhöht die Kreativität.

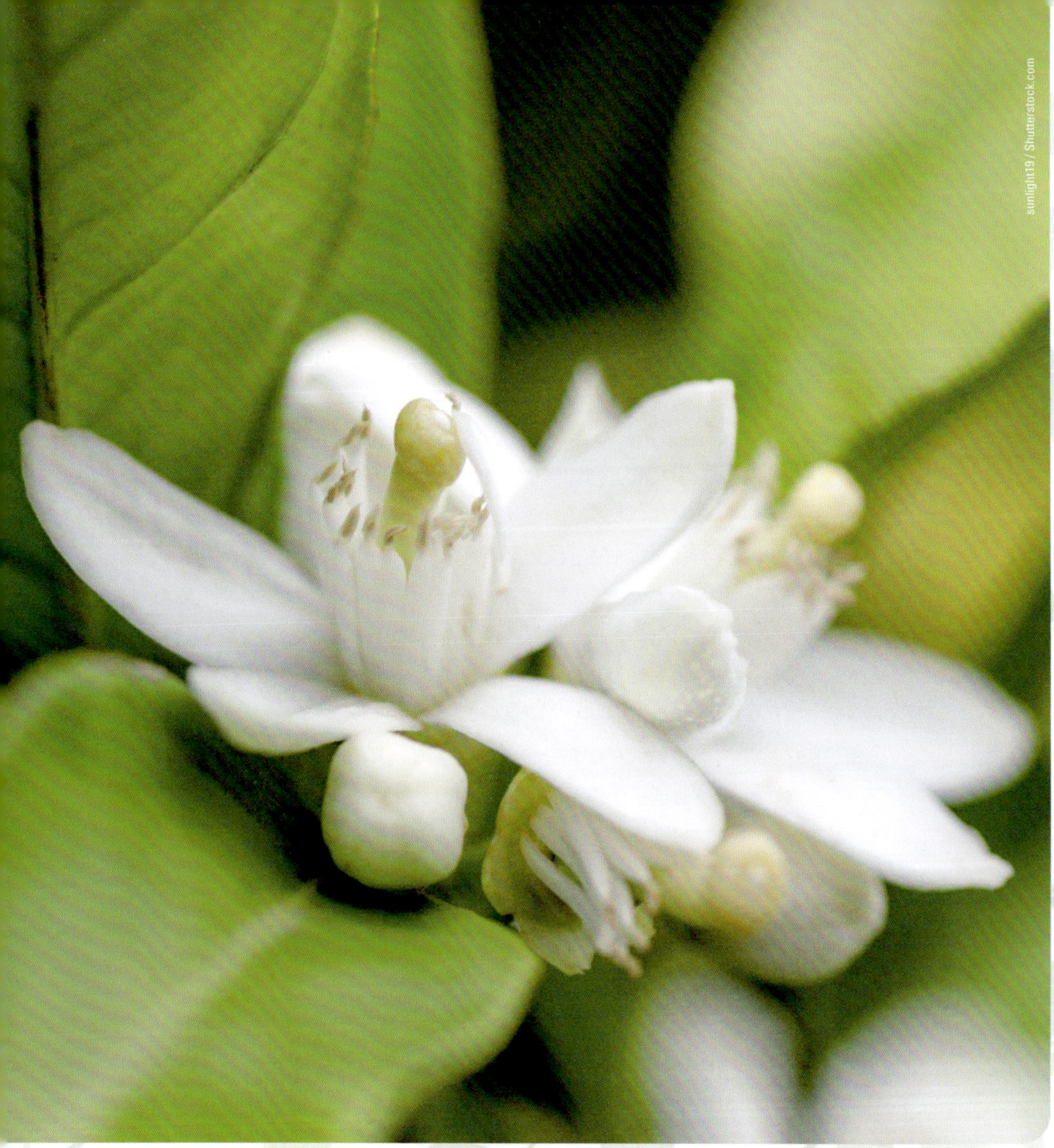

Bitterorange
Citrus aurantium

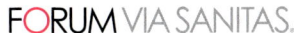

Beschreibung und Vorkommen:
Pomeranzen schauen zwar aus wie Orangen, eignen sich jedoch aufgrund ihres bitter-herben Geschmackes kaum zum Rohgenuss. Der Pomeranzenbaum ist ein Flachwurzler aus der Familie der Rautengewächse. Der Baum kann bis zu 15 m hoch werden und gedeiht in den Mittelmeerländern. Aus den weißen üppig-duftenden Blüten entwickeln sich die bitter-herben, orangen Pomeranzenfrüchte. Zu Heilzwecken wurde die Pomeranze bereits bei den alten arabischen Ärzten erwähnt. Damals wurde die Pomeranze bereits empfohlen, um Giftstoffe im Körper unschädlich zu machen, Fäulnisstoffe auszuscheiden, das Herz zu stärken und die Stimmung zu heben. Paracelsus nannte die Pomeranze „Poma aurantia" (Goldapfel). Zu Zeiten des Sonnenkönigs Ludwig des XIV. waren diese Sonnenfrüchte so begehrt, dass die ersten Orangerien errichtet wurden. Nicht nur die Blüten verströmen einen sehr intensiven Duft, der als Neroli in der Aromatherapie genutzt wird. Auch der Geruch, der als ätherisches Öl aus dem grünen Blättern ausdampft (Petitgrain) wird von den meisten Menschen als angenehm, beruhigend und belebend empfunden. Die Schalen der Bitterorange sind unförmig und an der Oberfläche uneben, das weiße Fruchtfleisch (Mesocarp) ist zumeist sehr dick, kann und soll jedoch in der Küche und zu Heilzwecken gut verwendet werden, weil es zusammen mit der Schale sehr reich an aromatischen Bitter- und Vitalstoffen ist.

Das eigentliche Fruchtfleisch der Bitterorangen eignet sich zumeist für den puren Genuß weniger, es ist wirklich sehr säuerlich-zusammenziehend, herb und bitter.

Verwendete Pflanzenteile:
die Fruchtschale der Pomeranze und die Blüten (Neroli)

Inhaltsstoffe:
Bitterstoffe (Limonoide), Flavonoide, ätherische Öle, Gerbstoffe, Pektin

Wirkung:
Sowohl die Schale, wie das weiße Unterfleisch und das Fruchtfleisch der Bitterorange steckt voller gesunder Inhaltsstoffe. Sie enthalten nicht nur viel Vitamin C, sondern auch B-Vitamine, Folsäure, Kalium, Magnesium, Phosphor, Kalzium, Natrium, Eisen, Nickel, Zink, Kupfer, Mangan und Selen. In den Schalen, Kernen und den Häutchen rund um das Fruchtfleisch stecken große Mengen von Pektin. Zitruspektine sind wichtig für unsere Immunabwehr und Darmgesundheit. Sie helfen die Blutfettwerte zu regulieren und unterstützen die Ausscheidung von Schadstoffen aus dem Körper. Es gibt Hinweise darauf, dass eine pektinreiche Nahrung das Darmkrebsrisiko senken kann. Die Pomeranze enthält eine Menge Flavonoide, das sind sekundäre Pflanzenstoffe aus der Gruppe der Polyphenole. Diese schützen unseren Körper vor Sauerstoff-Radikalen und stellen eine gute Prophylaxe für Herz-Kreislauferkrankungen und Krebs dar. Quercitin stärkt zusammen mit den Zitruspektinen die Bauchspeicheldrüse und regt die körpereigene Insulinproduktion an. Außerdem können diese Polyphenole die Ausschüttung von Histamin reduzieren.

Anwendung:
Die Bitterstoffe der Pomeranze gelten als Amara aromatica. Ihre aromatischen Bitterstoffe sind in Vergleich zu anderen Bitterstoffen angenehmer. Der bittere Geschmack erhält durch die vielen ätherischen Öle der Pomeranze eine angenehme aromatische Komponente. Sie regen die Verdauung und den Appetit an, steigern die Magensaftsekretion und wirken leicht krampflösend.

Bei Völlegefühl kann die Bitterorange nach dem Essen als Tee oder als Tinktur zur Anregung der Verdauung gegeben werden. Bei Appetitlosigkeit soll sie hingegen eine halbe Stunde vor dem Essen eingenommen werden. Die aromatischen Bitterstoffe entfalten ihre Wirkung auf der Zunge. Dieser Impuls fördert die Sekretion von Speichel, Magensäure, sowie Gallensaft und stimuliert die Motilität des Verdauungstraktes.

Dem Bitterstoff Synephrin wird nachgesagt, dass er hilft Körperfett rascher zu verbrennen. Pomeranzen wirken entschlackend auf das Gewebe, regen den Lymphfluss an und entwässern leicht bei Ödemen. Jedenfalls haben Pomeranzenschalen einen positiven Einfluss auf den Leberstoffwechsel und die Verdauung.

Die Pomeranzenschalen sind in ihrer Wirkung ein mildes Bittermittel, das auch für Kinder und ältere Leute bekömmlich ist. Die Pomeranzen-Amara sind in der Rekonvaleszenz hilfreich. Auch bei Schwächezuständen und nervöser Erschöpfung sind sie allgemein kräftigend. Ihr sonniges Aroma ist wohltuend, harmonisierend und beruhigend.

In Kräuterbitter-Mischungen bewährt sich die Pomeranzenschale zur Beruhigung bei Erregungszuständen und Schlaflosigkeit. Bitterorganen wirken nicht nur entkrampfend und lösend bei Verdauungsbeschwerden, sie helfen auch seelische Krämpfe und depressive Verstimmungen zu lösen. Das erfrischende zitrusartige Aroma der Pomeranze kann das emotionale Gleichgewicht unterstützen. Es wirkt aufheiternd, belebend, lindert Melancholie, Lustlosigkeit, depressive Verstimmungen und nervöse Spannungen.

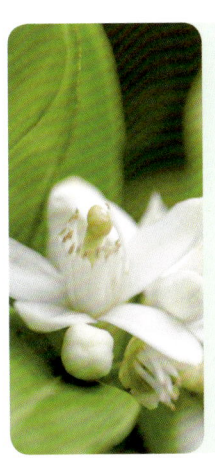

TIPP
Der aromatische, leichte, sonnige und umhüllende Duft der Pomeranze schafft eine Atmosphäre der Geborgenheit und Entspannung. Die aromatischen Bitterstoffe fördern Zugleich die Konzentration und Denkfähigkeit. Die Pomeranze ist als Aromaöl ein harmonischer und anregender Duft für eine angenehme Wohnraumatmosphäre. Kombiniert mit der Einnahme eines pomeranzenhaltigen Kräuterbitters ideal zum Ausgleich von nervöser Unruhe.

Bukhta Ihor / Shutterstock.com

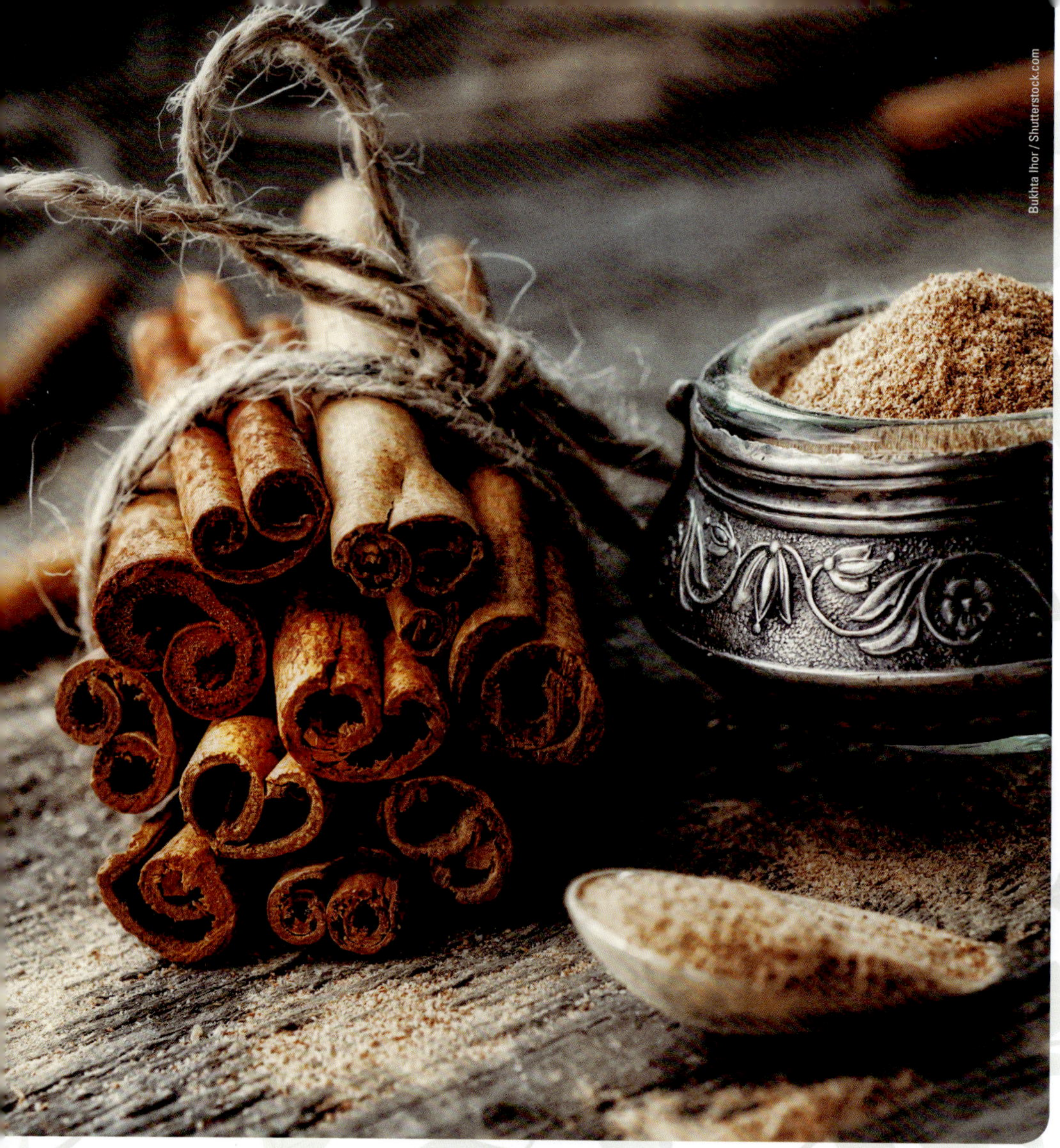

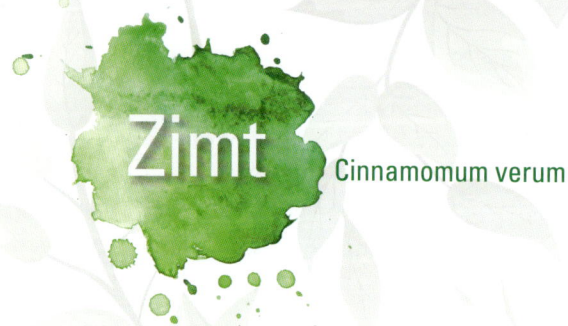

Zimt

Cinnamomum verum

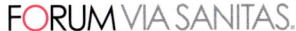

Beschreibung und Vorkommen:
Der Zimtbaum ist ein Lorbeergewächs, das in Indien und Sri Lanka heimisch ist. Er wird heute auch in Indonesien, Seychellen und Madagaskar angebaut. Als Gewürz und Heilmittel ist die Zimtrinde bereits im alten Ägypten, Rom und Mittleren Osten in Verwendung gewesen.
Auch im chinesischen Kräuterbuch des Kaisers Shen Nung um 2700 v. Chr. wurde die Anwendung von Zimtrinde bereits beschrieben. In der Bibel, im 2. Buch Mose findet sich eine Rezeptur zu einem Salböl mit Zimt. Im Mittelalter war Zimt in der Klosterheilkunde ein sehr kostbares und fast unerschwingliches Gewürz, das als giftwidriges, herzstärkendes und geburtserleichterndes Heilmittel jedoch heiß begehrt wurde.

Verwendete Pflanzenteile:
Verwendet wird die vom Kork und den darunter liegenden Schichten befreite Rinde (Cinnamomi cortex). Die verbleibende innere Rindenschicht ist sehr öl-reich und rollt sich beim Lufttrocknen ein. Die Zimtrinde wird verwendet als Zimtrindenpulver, Zimtrindentinktur und Zimtrindenöl.

Inhaltsstoffe:
ätherische Öle (Zimtaldehyd, Eugenol), Phenylpropane, Mono- und Sesquiterpene

Wirkung:
verdauungsanregend, appetitanregend, antibakteriell, entzündungswidrig

Anwendung:
Traditionell wird Zimtrinde zur Unterstützung der Verdauungsfunktion und des allgemeinen Wohlbefindens eingesetzt. Bei Appetitlosigkeit, Verdauungsschwäche, Völlegefühl, Blähungen, leichten Durchfällen und krampfartigen Beschwerden im Magen-Darm-Bereich bewährt sich Zimtrinde, auch in Kombination mit anderen Bitterkräutern bereits seit Jahrhunderten.

In der traditionellen indischen Medizin und im Ayurveda, spielt Zimt von jeher eine große Rolle. Im dreitausend Jahre alten Buch Saraha-Samhitha ist bereits festgeschrieben, dass Zimt die Durchblutung fördert und den ganzen Körper durchwärmt. Zimt begünstige die Heilung und die Ausleitung von Stoffwechselgiften, sei harntreibend, beruhige das Nervensystem, stimuliere die Gebärmutter, rege Mann und Frau bei der Sexualität an und reguliere den Blutzuckerspiegel wird hier geschildert.

Hat man den feinen würzig-süßen Duft der Zimtrinde in der Nase, verwundert es nicht, dass Zimt für seine spannungslösende und kreislaufanregende Kraft bekannt ist. Durch seine entspannende Wirkung ist Zimt durchblutungsfördernd und kräftigend, was auch in der Rekonvaleszenz gute Dienste leistet. Zimt erweckt den Eindruck, als ob er die körpereigenen Rhythmen, in stressigen und belastenden Phasen, wieder in ein harmonisches Gleichgewicht zu bringen vermag – was die Rekonvaleszenzphasen beschleunigt, aber auch die geistige Leistungsfähigkeit, Willenskraft und Denkfähigkeit unterstützt. Schon Hildegard von Bingen empfiehlt die Beigabe von Zimt in ihren „Nervenkeksen", deren Verzehr nach ihren Angaben das Denken froh machen soll.

Bei den alten Römern und Griechen war ein Honiggebäck mit allerlei Spezereien, wie Zimt, als nährstoffreicher Proviant für Soldaten und Seeleute beliebt, um diese fit und leistungsfähig zu halten. Dies waren die ersten Vorläufer unseres heutigen gewürzreichen Lebkuchens, in dessen Namen bereits die belebende Wirkung dieses traditionellen Süßgebäckes steckt.

In Diskussion ist die blutzuckersenkende Wirkung der Zimtrinde. Einige klinische Beobachtungen belegen bereits die blutzuckerregulierende Kraft der Zimtrinde. Der amerikanische Wissenschaftler Richard Anderson hat in einer Studie festgestellt (11), dass sich die Sensibilität der Zellen - auf das Insulin zu reagieren - durch die Gabe von Zimt wieder

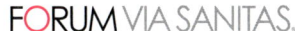

herstellen lässt. Laut dieser Studie enthält Zimt die Substanz MHCP (=Methylhydroxy-Chalzone-Polymer), die den Zellen die Botschaft "mehr Zucker aufnehmen" gibt und in Folge den Blutzuckerspiegel sinken lässt.

Studienergebnisse zeigen, dass MHCP nicht nur einen positiven Einfluss auf die Insulinaufnahme der Zellen, sondern auch die Cholesterinmenge und den Fettanteil im Blut senkt. Außerdem hat MHCP eine starke antioxidative Wirkung, was gegen eine vorzeitige Zellalterung und gegen Herz-Kreislauferkrankungen wirken kann.

Die Datenlage zeigt jedoch auch, dass sich die Werte nach Beendigung der täglichen Einnahme von Zimt wieder deutlich verschlechterten. Die Anwendung der Zimtrinde bei Diabetes mellitus empfiehlt sich daher lediglich als diätetische Begleitmaßnahme. Eine Dosisreduzierung der vom Arzt verordneten Diabetesmedikamenten ist nur nach Rücksprache mit dem behandelten Arzt zu empfehlen.

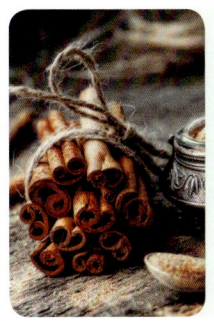

TIPP
Schon die taoistischen Ärzte wussten: Zimt fördert die geistige Beweglichkeit, auch im Alter. Also wenn Vergeßlichkeit und Zerstreutheit drohen – Zimt fördert die geistige Beweglichkeit und Konzentration. Denken Sie daran: Zimt belebt die Sinne und gilt auch als natürliches Aphrodisiakum!

Umaporn Tepumong / Shutterstock

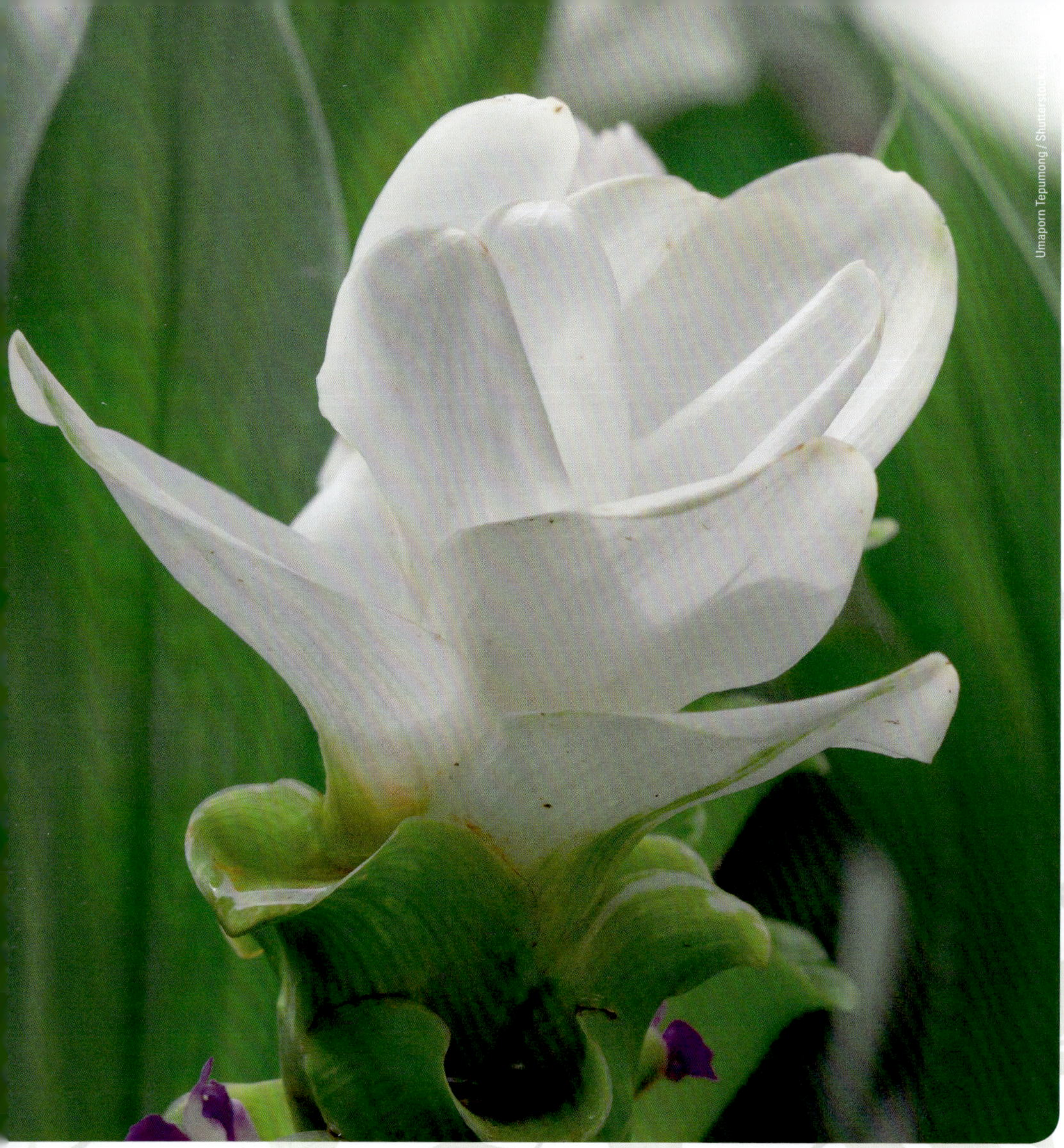

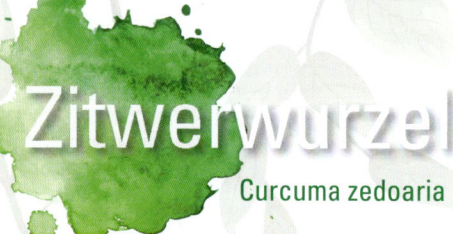

Zitwerwurzel

Curcuma zedoaria

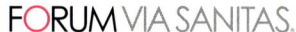

Beschreibung und Vorkommen:
Die Zitwerwurzel wird auch weißer Curcuma genannt. Sie gehört ebenso zu den Ingwergewächsen. Im Gegensatz zu Curcuma longa ist der verzweigte Wurzelstock jedoch im Inneren weiß. Die aromatisch duftende Pflanze wird ca. 1 m hoch. Die Blüten sind gelb-rot mit roten und grünen Hochblättern. Zitwer ist in Asien, China und Indien heimisch. Die Araber brachten im 6. Jahrhundert Zitwer nahe Europa. Hildegard von Bingen schätzte den Zitwer sehr, sie schrieb: „Der Zitwer ist mäßig warm und hat große Kraft in sich. Denn ein Mensch, der an seinen Gliedern zittert, das heißt bebt und dem die Kraft mangelt, der schneidet Zitwer in Wein und füge etwas weniger Galgant bei und dies koche er mit ein wenig Honig im Wein und trinke es so warm, das heißt lauwarm, und das Zittern weicht von ihm und er erlang die Kraft wieder."

Verwendete Pflanzenteile:
Wurzelstock

Inhaltsstoffe:
ätherische Öle, Zingiberene, Curcumin, Sesquiterpene, Harze, Schleimstoffe

Wirkung:
blutreinigend, krampflösend, lindert Gallen- und Leberschwäche, Blähungen und Koliken, fördert die Magensaftsekretion

Anwendung:
Die Zitwerwurzel wird vorwiegend zur Stärkung der Verdauung gegeben. Sie schmeckt ähnlich wie Ingwer, hat jedoch einen bitteren Nachgeschmack. In Asien wird Zitwer in Gewürzmischungen (Curry) verwendet. Gemeinsam mit anderen Kräutern wirkt die Zitwerwurzel heilend und krampflösend bei Verdauungsschwächen, Koliken und Blähungen. Bei Herzbeschwerden bewährt sich die Zitwerwurzel als stärkendes Tonikum.

> **TIPP**
> Die Zitwerwurzel wird gerne auch Wöchnerinnen zur Stärkung nach der Geburt gegeben.

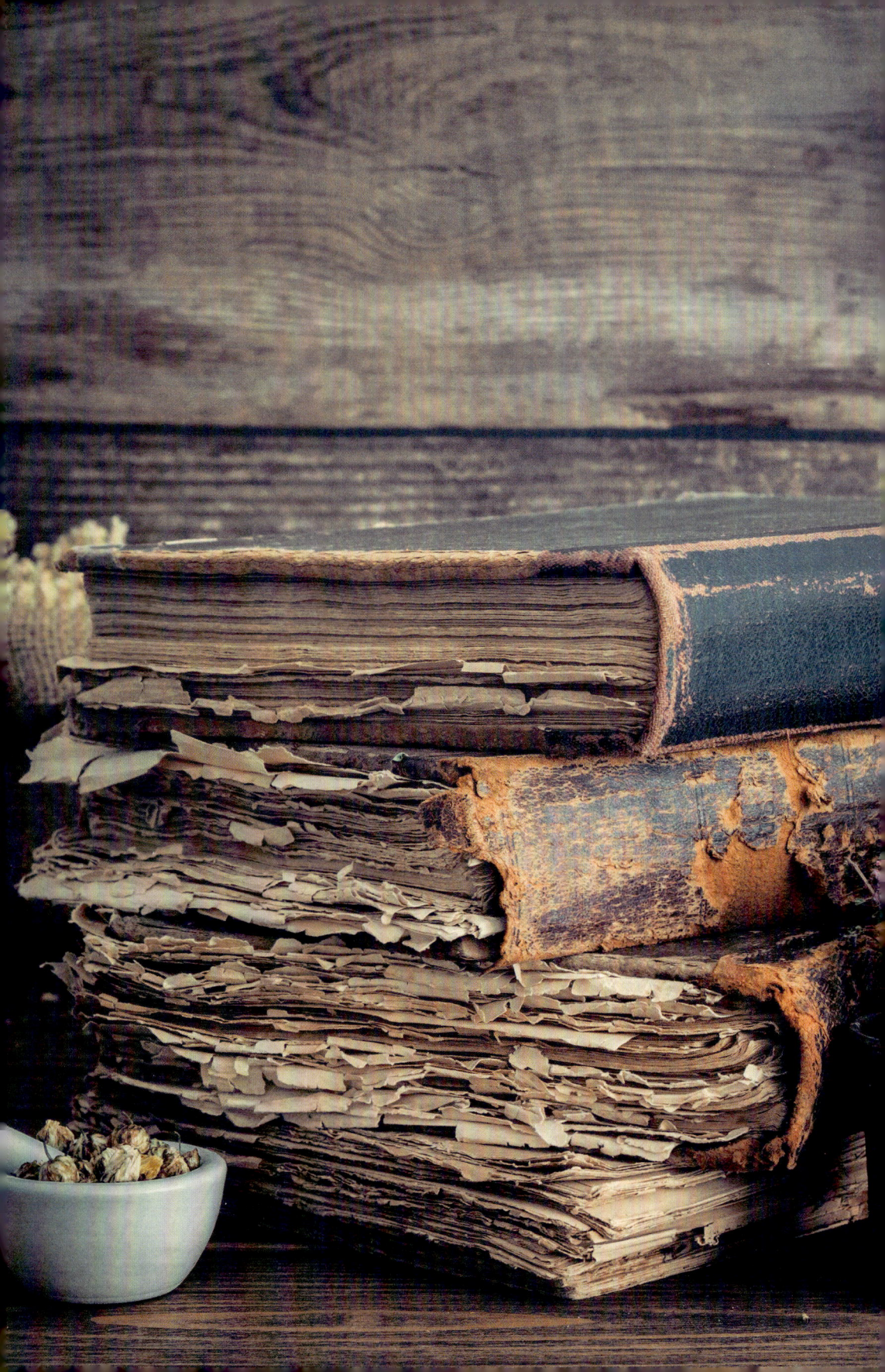

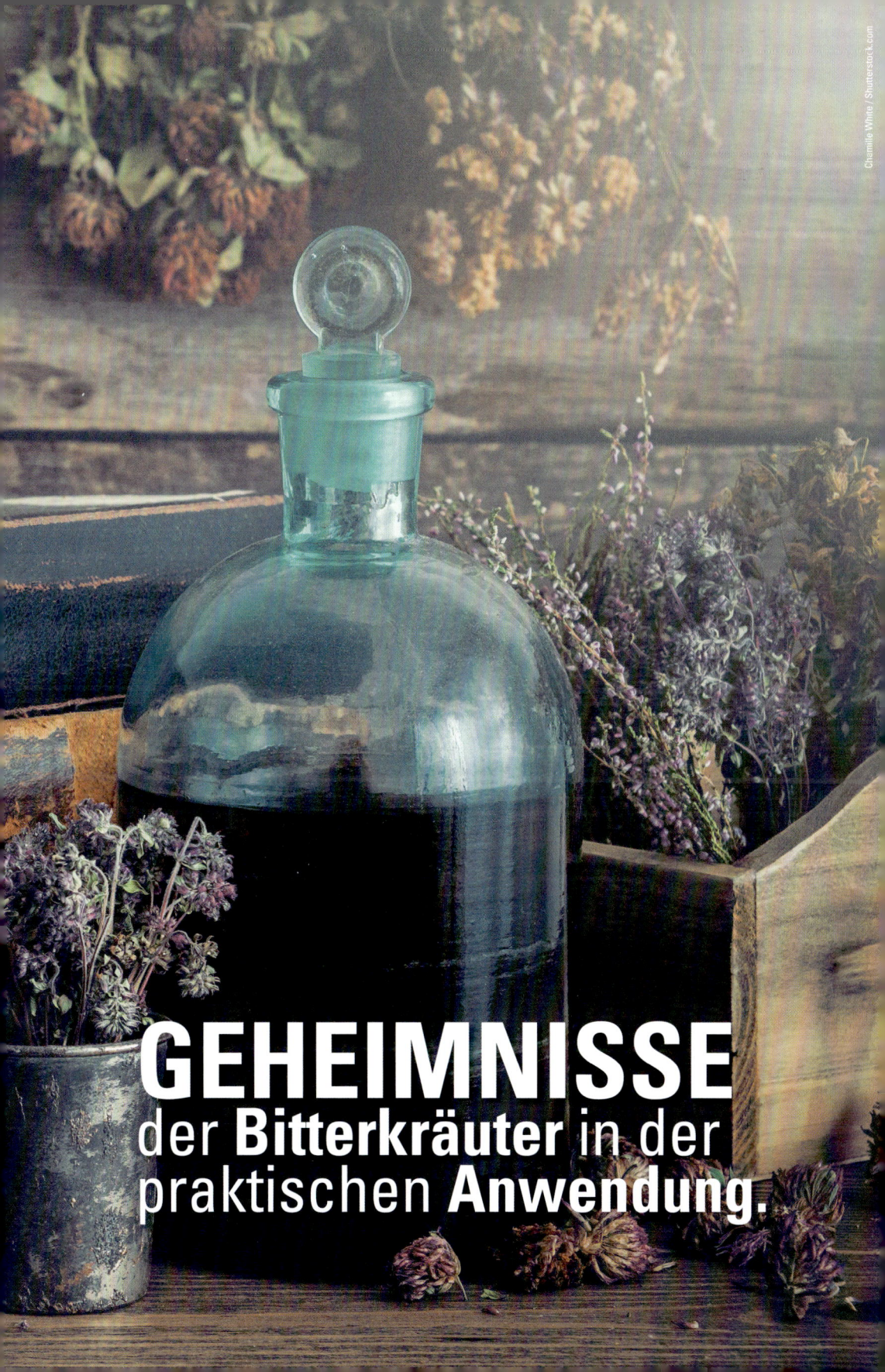

GEHEIMNISSE
der **Bitterkräuter** in der praktischen **Anwendung.**

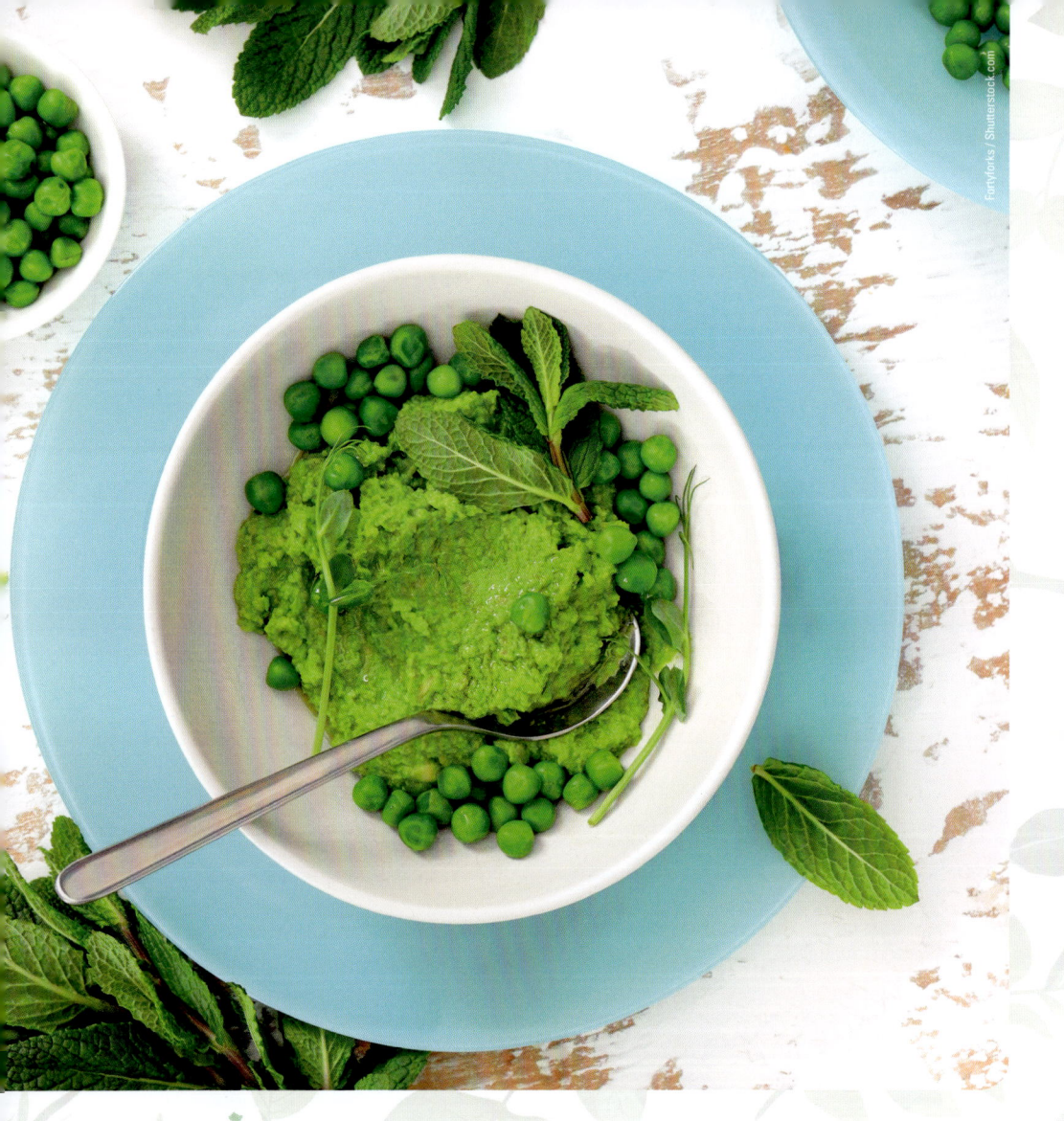

Bitterschule

Bitteres will geschmeckt sein

Der bittere Geschmack ist für Viele ein ungewohntes und unangenehmes Geschmackserlebnis. Die gute Nachricht ist, dass die Akzeptanz des bitteren Geschmacks trainiert werden kann und soll. Denn Bitteres muss tatsächlich auch geschmeckt werden um bestmöglich zu wirken.

Es nützt daher nicht viel, einen bitteren Tee mit Zucker oder Honig zu süßen um den bitteren Geschmack zu übertünchen und zu verdrängen. Es ist wichtig, dass das bittere Geschmackserlebnis bereits im Mund und auf der Zunge stattfindet und erlebt wird. Die Bitter-Geschmacksrezeptoren sitzen auf dem hinteren Teil der Zunge und im hinteren Bereich des Gaumens und des Rachens. Treffen Bitterstoffe auf den Geschmacksknospen im Mund ein, wird eine Signal-Kaskade im Körper ausgelöst, wie z.B. die vermehrte Bildung von Speichel und Verdauungssäften, aber auch Immunfunktionen und psychische Reaktionen über das autonome Nervensystem.

Diese wohltuenden und gesundheitlich erwünschten Reaktionen erfordern allerdings das direkte bittere Geschmackserlebnis.

Ist Ihnen der bittere Geschmack unangenehm und löst dieser eine Abwehrreaktion aus, sollten Sie die Umstellung auf vermehrte Verwendung von Bitterstoffen in Ihre tägliche Ernährung langsam und stufenweise starten, um Ihre Geschmacksknospen langsam wieder an den bitteren Geschmack zu gewöhnen. Starten Sie damit, bittere Gemüse und Wildkräuter in Ihre tägliche Ernährung zu integrieren. Bitter hat auch unterschiedliche Geschmacksnuancen. Aromatische Bitterstoffe, wie z.B. eine Grapefruit, ein ungesüßter Kaffee oder eine Schokolade mit hochprozentigem Kakaoanteil werden angenehmer erlebt, als Bitterstoffe aus der Löwenzahnwurzel oder dem Gelben Enzian. Anfangs fällt die Umstellung auf bitterstoffreiche Kost auch leichter, wenn Sie zunächst bittere Anteile zu Speisen und Getränken beimischen. Ein bunter Salat mit Radicchio, Oliven und Grapefruitspalten ist, reizvoll gut mariniert, ein rundes Geschmackserlebnis. Auch in Smoothies lassen sich gut pflanzliche Bitterstoffe integrieren. Grüne Smoothies mit bitteren Wildkräutern, wie frischen Löwenzahnblättern oder Brunnenkresse, lassen sich geschmackvoll kombinieren mit Staudensellerie, Fenchel und zur Abrundung etwas süßem saisonalem Obst, Nüssen und einem Löffel hochwertigem Öl. In Smoothies und Salaten können Sie den Anteil an Bitterpflanzen langsam steigern. Bald schon werden Sie sich an den neuen Geschmack gewöhnt haben und den belebenden Effekt nicht mehr missen wollen.

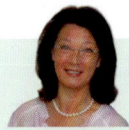

**TIPP: Mein persönliches Ritual:
Bittergeschmack bewusst erleben.**

Gönnen Sie sich diese kleine Achtsamkeitsübung. Nehmen Sie bewusst und in Ruhe eine bitter schmeckende Substanz in den Mund, z.B. einige Tropfen Bitterkräuter oder ein Löwenzahnblatt oder ein Stück reine Bitterkakaoschokolade. Lassen Sie diese Bittersubstanz im Mund und schlucken Sie sie nicht gleich hinunter.

Erleben Sie bewusst, wie und wo sich der bittere Geschmack auf der Zunge entwickelt und was dabei passiert. Spüren Sie hinein, welche Facetten der bittere Geschmack hat und beobachten Sie aufmerksam die Reaktionen Ihres Körpers darauf. Spielen Sie mit der Zunge und Ihrem Speichel. Wenn sich vermehrt Speichel in Ihrem Mund bildet, schlucken Sie langsam hinunter und spüren Sie Ihrem bitteren Geschmackserlebnis noch einige Minuten meditativ nach. Achten Sie darauf, wie Sie sich nach dem Bitterkonsum fühlen. Wiederholen Sie diese Übung einige Male – sie wird Ihnen gut tun!

Die tägliche Anwendung von Kräuterbittertropfen, wie z.B. Bittersegen® rundet Ihr Bitterprogramm effektiv ab. Nehmen Sie die Bittertropfen jeweils eine ½ Stunden vor den Mahlzeiten oder nach Lust und Laune auch einmal zwischendurch, wenn Sie die Bittertropfen als willkommenen und belebenden Energieimpuls nutzen möchten.

Es kann sehr rasch gehen, oder je nach individueller und gesundheitlicher Befindlichkeit auch einige Tage bis Wochen dauern, bis Sie den belebenden Effekt der pflanzlichen Bitterstoffe spüren. Doch es lohnt sich allemal konsequent mehr Bitteranteile in Ihr Leben zu lassen – zumindest was Ihre Kulinarik betrifft. Sie werden Ihren persönlichen Kräuterbitter nicht mehr aus der Hand geben wollen!

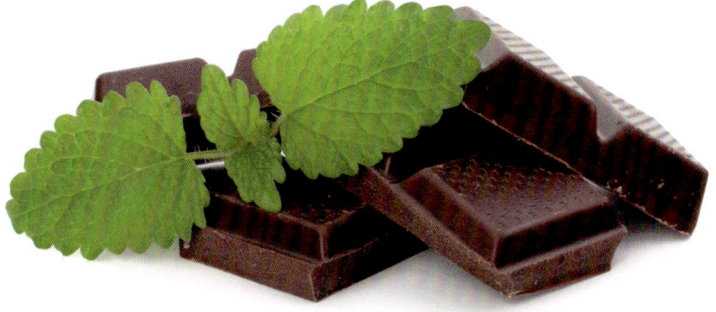

Welche Nahrungsmittel enthalten Bitterstoffe

Bitterstoffe kommen in pflanzlichen Nahrungsmittel in unterschiedlicher Menge und unterschiedlichen Geschmacksaromen und –nuancen vor. Nehmen Sie sich die Zeit neue Gemüse oder Kräuter zu entdecken. Vor allem regionale Sorten, Wildkräuter und alte Obst- und Gemüsesorten, die noch nicht verzüchtet sind, enthalten interessante Bitterstoffaromen in durchaus gefälligen aromatisch, abgerundeten Nuancen.

Hier einige Anregungen für Ihr Abenteuer Bitterküche:

Kräuter:
- Wildkräuter sind besonders reich an vitalen pflanzlichen Bitterstoffen. Löwenzahn, Schafgarbe, Wegwarte, Beifuß, Brunnenkresse, Salbei – ja sogar das unscheinbare Gänseblümchen liefert kostbare Bitterstoffe für die Küche und sind überall einfach zu finden.
- Küchenkräuter wie Petersilie, Basilikum, Oregano, Majoran und Thymian liefern würzige und aromatische Bitterstoffe.
Frische Kräuter liefern nicht nur gesunde Bitterstoffe, sondern auch eine ganze Menge gesunde und vitaminreiche Vitalstoffe. Dank der vielfältigen Aromen der Kräuter, ist der Bitteranteil in diesen Pflanzen rund und belebend.

Gemüse:
- Erweitern Sie Ihren Salatteller auch mal um eher seltener verwendete bitterstoffreiche Salatsorten wie Chicorée, Endiviensalat, Radicchio, Rettich, Meerrettich und natürlich immer wieder Oliven diverser Sorten.
- Auch Sprossen, die man einfach selbst ziehen und frisch verwenden kann sind eine gute Quelle für vitale Bitterstoffe im Salat. Zum Keimen

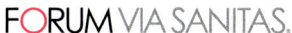

eignen sich Bockshornklee, Dill, Fenchel, Radieschen, Senf, Rettich, Rucola, Brokkoli und Kohlrabi. Die frischen jungen Keimlinge sind besonders reich an Vitaminen, Proteinen, Ballaststoffen und vitalisierenden Bitterstoffen.
- Bitterstoffreiche Gemüsesorten sind: Artischocken, Mangold, Spinat, Kohlsorten (Weißkohl, Grünkohl, Rosenkohl, Blumenkohl), Spargel, Steckrüben uvm. Auf Bauernmärkten und in Biosupermärkten werden erfreulicherweise bereits wieder vermehrt alte, fast vergessene, bitterstoffreiche Gemüsesorten angeboten.

Obst:
- Als bitterstoffreiche Früchte bieten sich für allem Zitrusfrüchte wie Orangen, Zitronen oder Grapefruits an. Auch hier finden Sie mittlerweile ein breites Bio-Angebot aus den benachbarten Mittelmeerländern.
- Manchmal kann man sogar einige Zitrusraritäten aus der Familie der Bitterorangen wie z.B. Cedro, oder die eigenwillige „Hand des Buddha" entdecken. Mit Zitrusfrüchten lässt sich in der Küche sehr kreativ sowohl in Kombination mit sauer, süß oder pikant experimentieren. Verwenden Sie nicht nur das Fruchtfleisch, sondern auch die bitterstoffreichen Schalen.

Getreide:
- Einige alte Pseudogetreidearten wie Hirse und Amaranth sind ein guter Lieferant für Bitterstoffe. Sie sind nicht nur reich an Spurenelementen und Mineralstoffen, sie haben den Vorteil, dass sie auch glutenfrei sind.

Gewürze:
- Gewürze wie Curcuma, Ingwer, Bockshornklee, Kardamom und Pfeffer haben nicht nur selbst Bitterstoffe. Gewürze eignen sich wunderbar bitterstoffreiche Gemüsegerichte aromatisch und bekömmlich abzurunden.

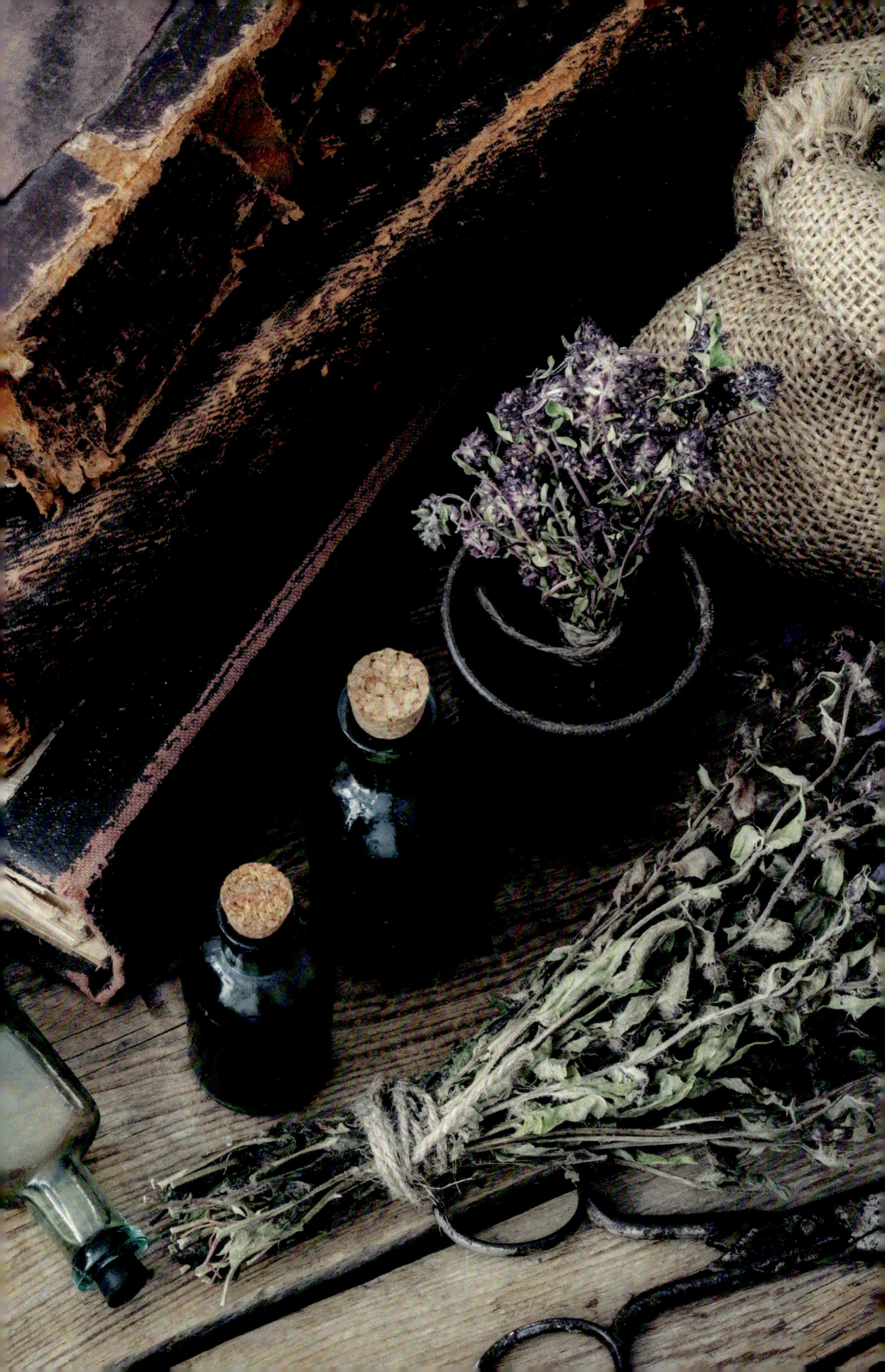

Bitter hat Tradition – geheime Elixiere aus der Klosterheilkunde

Kräuterbitterrezepturen sind seit Jahrhunderten eine wohlgepflegte und behütete Tradition. Im Klostergarten waren eine Vielzahl an Kräutern zu finden, die sorgsam gezogen und zum bestmöglichen Zeitpunkt geerntet wurden. Im Mikroklima der von Mauern umgebenen Klostergärten, können die Kräuter unter den wachsamen und liebevollen Augen von Bruder Mönch oder Schwester Nonne oft eine besondere Qualität entwickeln.

Europäische Klöster haben von jeher ein weites Netzwerk zu anderen Klöstern, aber auch zu Bezugsquellen ferner Gewürze und orientalischer Rohstoffe gepflegt. Es war immer schon die Kunst der Klöster, über Generationen ausgeklügelte und ausgefeilte Rezepturen zu entwickeln, um die verwendeten Bitterstoffe zu einem aromatischen, bekömmlichen und wirkungsvollen Elixier reifen zu lassen.

Die Klosterbrüder entwickelten diese Elixiere zunächst um sich selbst, trotz kurzer und gebetreicher Nächte, fit und wach zu halten, um die teils karge, teils durchaus üppige Klosterküche bestmöglich zu verdauen und um in den klammen Kirchen- und Klostermauern gesund und leistungsfähig zu bleiben.

Über die Jahrhunderte wurden durch lange Erfahrung und genaue Beobachtung die bestmöglichsten und wirksamsten Mischungsverhältnisse der verwendeten Kräuter und Gewürze erarbeitet. Die Rezepturen dieser klösterlichen Kräuterbitterelixiere gehören zumeist zu einem gut gehüteten Geheimnis der jeweiligen Klöster, gelten sie doch als wahres Lebenselixier!

Bitterkräuter: die Mischung macht´s!

Bitterkräuter gut und schön! Soll man nun aber das ideale Einzelkraut suchen und einnehmen oder ist es besser auf eine Kräuterbittermischung zurückzugreifen? Es gehörte von jeher zur hohen Kunst der erfahrenen Kräuterkundigen in aller Welt, die bestmöglichen Kombinationen von Kräutern und Gewürzen herauszufinden und zu einer, wirkungsvollen Rezeptur, gut abgestimmt, zusammenzufügen.

Es ist wie in der Musik: eine einzelne Stimme singt wunderschön, aber mit der Unterstützung eines ganzen Orchesters ergibt sich daraus ein eindrucksvolles Konzert. Viele der Bitterkräuter haben als Einzelkraut sehr ausgeprägte und prägnante Wirkungen. In Kombination eingesetzt, entwickeln sie eine Synergie, die eine nochmals bessere Wirkung und ein breiteres Einsatzspektrum hat. Über Generationen altbewährter Kräuterbittermischungen sind auch ein überlieferter und kostbarer Schatz unserer heimischen Heiltradition, die es zu ehren, zu bewahren und an die Nachfolgegenerationen weiterzugeben gilt.

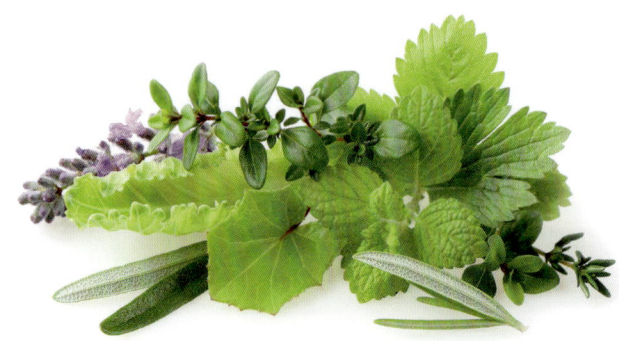

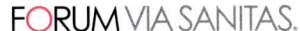

Bitterkräuter: Tee oder Tinktur? Was soll ich nehmen?

Auch wenn Bitter nun mal nicht jedem schmeckt, muss man seinen Menüplan nicht komplett über den Haufen werfen, um die bittere Geschmacksrichtung in die tägliche Nahrungsaufnahme einzubauen. Wenn pflanzliche Bitterstoffe nicht in unseren täglichen Speisen Platz finden, können Bitterkräuter als Tee, als Pulver oder noch praktikabler als Tinktur in unseren Alltag integriert werden.

Denken Sie daran: Bitterstoffe sind hitzeempfindlich, deshalb Bitterpflanzen für einen Tee nur überbrühen, nicht länger kochen. Kalt angesetzte Teezubereitungen sind bitterer und wirksamer. Ein Fläschchen aromatische Bittertropfen passt in jede Handtasche und auf jeden Schreibtisch. Auch ohne Experte für Wildkräuter oder Fünfelemente-Ernährungskonzepte zu sein, können Bitterkräuter in Tropfenform praktikabel in den modernen Alltag konsequent eingebaut werden. Mit der täglichen Anwendung von Bitterkräutern tun Sie Ihrem Körper und damit Ihrer Gesundheit etwas Gutes.

Vor allem Ihre Verdauung und Ihre Leber wird es Ihnen danken! Nach einigen Tagen konsequenter Anwendung werden Sie den Unterschied deutlich spüren. Sie fühlen sich fitter und vitaler. Bitterstoffe wirken auch auf Gemüt und Geist. Ihre Konzentrationsfähigkeit und Ihr Gedächtnis lieben pflanzliche Bitterstoffe!

Wie und wann können Bittertropfen angewendet werden?

Bitterkräuter kann man in den verschiedensten Formen zu sich nehmen. Als Gemüse, Salat, in Form von Wildkräutern oder als Tee. Als alkoholischer Kräuterbitter haben die Bitterstoffe ihre konzentrierteste gesundheitliche Wirkung. Die angesetzten Bitterrohstoffe entfalten in einer fein abgestimmten traditionellen Rezeptur aus Bitterkräutern und Gewürzen, durch die Alkoholextraktion, ihre volle Wirkung und ihr gesundheitliches Potential. Bereits 1-2 Tropfen Kräuterbitter enthalten mehr Bitterwirkstoffe als eine Tasse Bittertee.

Für den gesundheitlich relevanten Einsatz, sollten Sie einen Kräuterbitter wählen, der von einem zertifizierten Hersteller nach Arzneibuchqualität hergestellt wird. Die gewissenhafte Herstellung verlangt die Verwendung von qualitativ hochwertigsten Rohstoffen. In der kontrollierten Produktion muss sichergestellt werden, dass die verwendeten Wirkstoffe einem definierten Standard entsprechen, damit die fertige Rezeptur immer gleich und gut wirksam ist. Der komplexe Herstellungsprozess erfordert Zeit und Geduld, denn die angesetzten Kräuter und Gewürze reifen mitunter monatelang um ihre volle Wirkung zu entfalten.

Werden Kräuterbittertropfen vor dem Essen eingenommen, regen sie den Speichelfluss an und aktivieren die Verdauungsenzyme. Die Nahrung kann besser aufgeschlossen werden. Kräuterbitter nach dem Essen wirken einem Völlegefühl entgegen. Ebenfalls sorgen Sie auch nach dem Essen für eine bessere und effizientere Verdauung. Diese Tropfen entfalten die Kraft der Bitterstoffe direkt auf der Zunge. Gerade nach einer deftigen Mahlzeit, kann man in Sekundenschnelle eine angenehme und erleichternde Wirkung spüren.

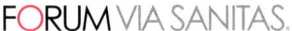

Kräuterbittertropfen: wenn Alkohol ein Problem ist

Der Alkohol von gut ausgereiften Bittertropfen ist normalerweise nicht sehr hoch und die Einnahme erfolgt in kleinen Dosierungen von einigen Tropfen, die auch mit Wasser verdünnt werden können. Bei Erwachsenen ist daher die Einnahme von alkoholischen Kräuterbittertropfen normalerweise kein Problem. Kinder oder alkoholsensible Menschen sollten jedoch keine alkoholischen Tropfen zu sich nehmen.

Um den Alkohol aus den Bittertropfen herauszubekommen, gibt es eine einfache Lösung: die für die Einnahme vorgesehene Menge an Tropfen einfach in ein wenig heißes Wasser tropfen und warten, bis der Alkohol in der heißen Flüssigkeit verdampft ist.

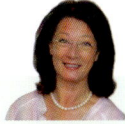

TIPP

- Kräuterbitter eine ½ Stunde vor dem Essen eingenommen fördert den Appetit und regt die Verdauungsfunktionen bereits während des Essens an. Eine ½ Stunde nach dem Essen eingenommen, unterstützt er die Verdauung der eben verzehrten Speisen und beugt Verdauungsstörungen vor.
- Die Bitterwirkung beginnt im Mund, also nicht süßen und erst einmal 1-2 Minuten im Mund behalten!

Die Anwendung von Kräuterbittertropfen: wieviel und wann?

• **Kräuterbittertropfen zur Gesunderhaltung**
Falls Sie zu wenig Bitterstoffe in Ihrer täglichen Ernährung zu sich nehmen, macht es Sinn, den Mangel an Bitterstoffen durch die regelmäßige Einnahme von Kräuterbittertropfen auszugleichen. Auch wenn Sie sich wohlfühlen und gesund sind, tragen täglich eingenommene Kräuterbittertropfen zur Gesunderhaltung und Vitalität bei.

Empfehlung für Ihr tägliches Gesundheitsritual: tun Sie sich etwas Gutes und genießen Sie täglich 15 Minuten vor den Hauptmahlzeiten je 10 Tropfen Kräuterbitter in einem halben Glas Wasser.

• **Plötzliche Beschwerden**
In akuten Situationen können Sie mehrmals stündlich jeweils 10 Tropfen Kräuterbitter in einem ½ Glas lauwarmen Wasser langsam trinken und die Flüssigkeit vor dem Schlucken kurz im Mund halten.

• **Lang anhaltende Beschwerden**
Dreimal täglich jeweils 15 Minuten vor den Mahlzeiten 10 Tropfen Bittertinktur in einem ½ Glas lauwarmen Wasser langsam trinken.

• **Kinder**
Kinder ab dem 5. Lebensjahr können 2 mal täglich 5 Tropfen Bittertinktur bekommen. Lösen Sie die Tropfen in heißem Wasser und verabreichen Sie die Tropfen erst, nachdem der Alkohol verdampft ist. Ab dem 14. Lebensjahr kann auf 2 mal täglich 7 Tropfen gesteigert werden.

Bedenken Sie, dass Kinder den bitteren Geschmack wesentlich intensiver erleben als Erwachsene und verabreichen Sie die gelösten Tropfen in kleinen Mengen die langsam gesteigert werden können. Gerade Kinder sollten zeitgerecht an den bitteren Geschmack gewöhnt werden, damit Kinder nicht dazu erzogen werden, nur durch „Süßes" glücklich und zufrieden zu sein. Kinder die ständig Heißhunger auf Süßes haben, laufen Gefahr zu dicken Kindern und damit zu gesundheitlich belasteten, übergewichtigen Erwachsenen zu werden.

• Schwangere

Auch in der Schwangerschaft sind pflanzliche Bitterstoffe ein wichtiger Ernährungsbaustein für das Wohlergehen von Mutter und Kind. Gerade in dieser wichtigen Zeit profitiert der Stoffwechsel und die Verdauung von der wohltuenden Wirkung der Bitterstoffe. Bitterstofftropfen können jeweils 3 mal täglich vor den Mahlzeiten eingenommen werden. Als Dosierung empfiehlt sich 7 Tropfen in einem ½ Glas heißem Wasser gelöst, damit der Alkoholgehalt verdampft.

Hinweis: bei akuten oder chronischen gesundheitlichen Beschwerden ist die ärztliche Abklärung unerläßlich.

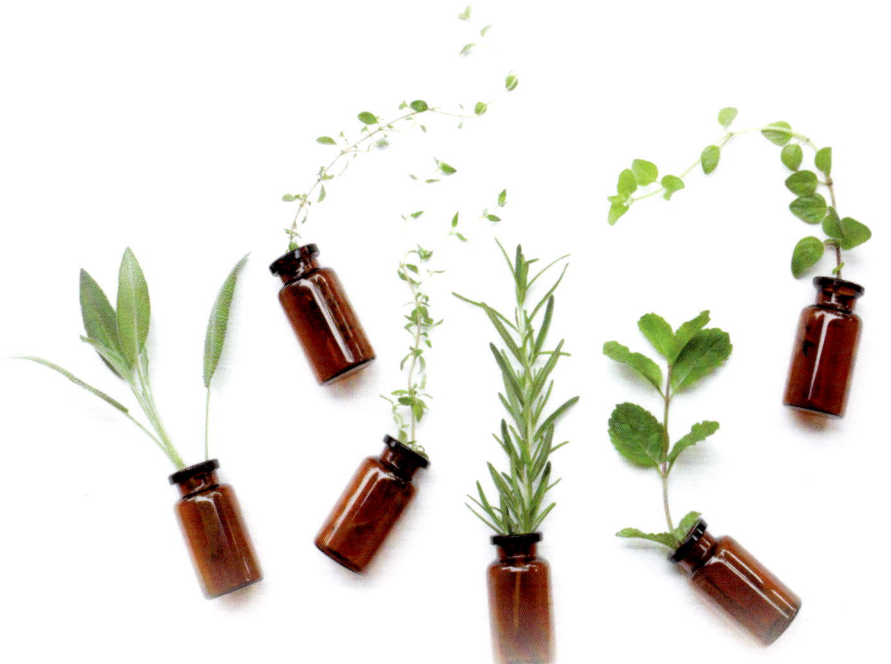

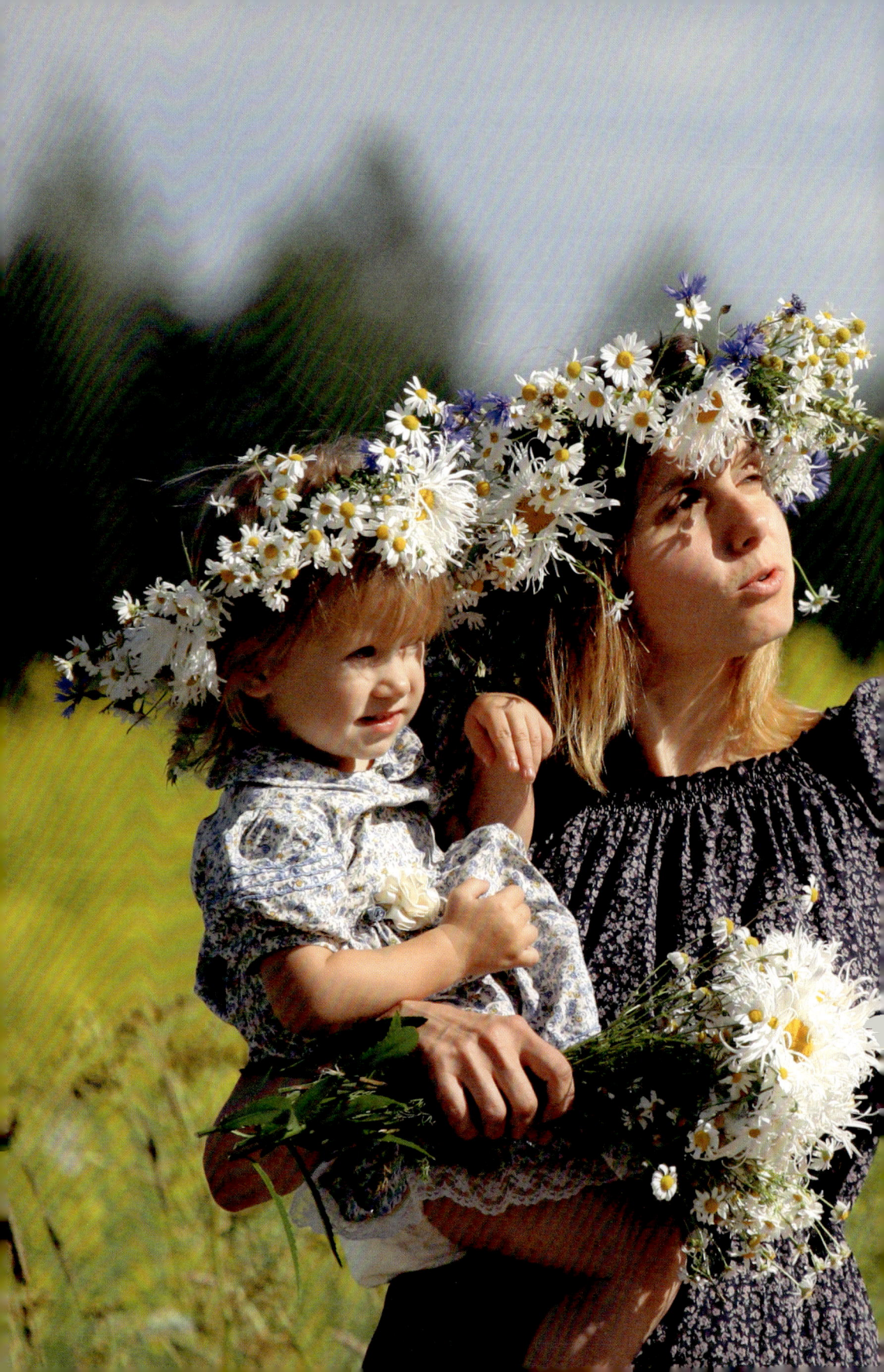

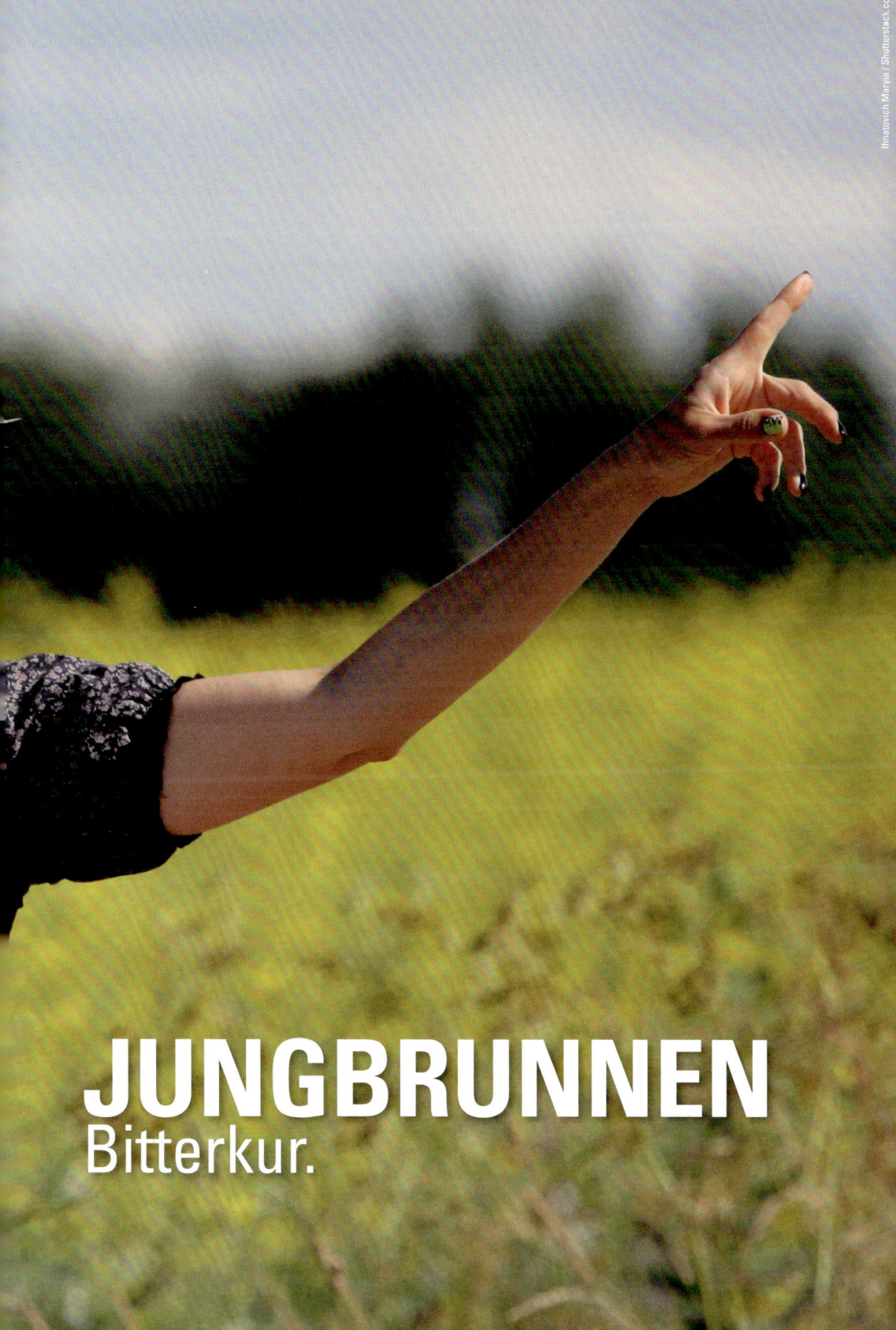

ullision / Shutterstock.com

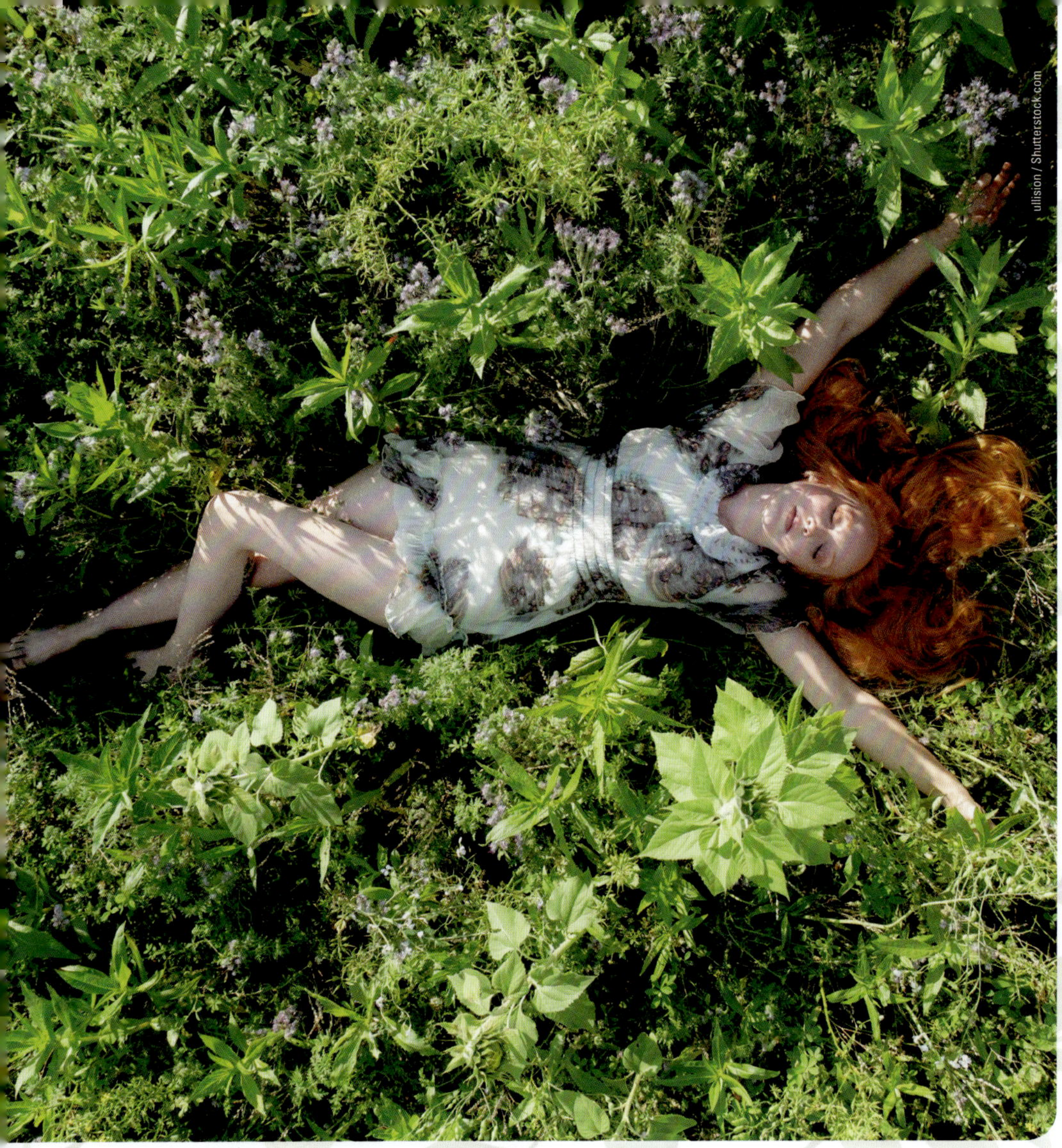

Bitterkur

Kuranwendung pflanzlicher Bitterstoffe für Lebenslust und Tatendrang.

Bitterstoffe können unsere Verdauung, und viele andere vitalisierende Vorgänge im Körper unterstützen. Das tun sie, indem sie bereits die Produktion der Verdauungssäfte in Schwung bringen. Schon im Mund sorgen sie dafür, dass mehr Speichel produziert wird, der bereits der Vorverdauung der Nahrung dient.

Für Magen, Leber, Galle, Bauchspeicheldrüse und Stoffwechsel bedeutet die ausreichende Zufuhr von pflanzlichen Bitterstoffen eine entlastende Wohltat. Bereits der Impuls des bitteren Geschmacks auf der Zunge, stimuliert Magen, Galle, Bauchspeicheldrüse und Leber sofort mit ihrer Arbeit zu beginnen, sobald die Speisen im Verdauungssystem ankommen. Nicht nur Speichel, sondern Magensäfte, Gallenflüssigkeit und Insulin werden freigesetzt. Diese Verdauungssäfte werden vom Körper unbedingt benötigt, um Nährstoffe aus der Nahrung aufspalten und aufnehmen zu können. Auch die Leber erhält umgehend den aktivierenden Impuls, Giftstoffe abzubauen und auszuscheiden.

Die vermehrte Bildung der Gallenflüssigkeit sorgt für den Abtransport von Fetten aus dem Körper. Sogar die Cholesterinwerte und der Zuckerstoffwechsel können von richtig angewendeten Bitterstoffen profitieren. Die verdauungsfördernde Kraft der Bitterstoffe hilft dem Darm Blähungen, Gärungs- und Fäulnisprozesse zu vermindern. Durch die Anregung der Darmbewegung tragen Bitterkräuter dazu bei, Stoffwechselschlacken und Giftstoffe leichter und rascher auszuscheiden und aus dem Körper abzutransportieren. Da Bitterstoffe basisch wirken und damit aktiv entsäuern, tragen sie wirkungsvoll dazu bei, den Organismus zu Entsäuern und den Säure-Basen-Haushalt wieder ins Gleichgewicht zu bringen. Für Leber, Gallenblase, Bauchspeicheldrüse, Stoffwechsel und Darm ist die konzentrierte Anwendung von Bitterkräutern der reinste Frühjahrsputz. Eine Bitterkur trägt dazu bei, die Ausscheidungsorgane zu aktivieren und unterstützen. Da die entlastende Bitterkur auch eine effektive Unterstützung der Gewichtsregulation ist, fördert sie wirkungsvoll den Weg zur schlanken Linie. Bitterstoffe bewähren sich als natürliche Essbremse. Einige Tropfen Bitterkräuter reduzieren schlagartig den Heißhunger auf Süßes und aktivieren die gesunde Wahrnehmung für das natürliche Sättigungsgefühl. So wird die Gefahr gebannt, dass wir über den Hunger hinaus, einfach aus Lust und Genuss, zu viel essen, ganz im Gegenteil essen wir automatisch weniger. Der bittere Geschmack trainiert auch unser Geschmacksempfinden und macht uns resistenter gegen die Reize industriell gefertigter Nahrung. Außerdem ist erwiesen, dass Bitterstoffe die Fettverdauung ankurbeln.

Als Bitterkur angewandt können pflanzliche Bitterstoffe sogar Spaß machen. Man sagt, sie erhellen das Gemüt. Ja, manche berichten sogar, dass sie die Anwendung von Bitterstoffen während einer Bitterkur als geradezu euphorisierend erleben. Auch nach stressigen Perioden hilft eine Bitterkur aus der Stressspirale herauszufinden. Die konsequente Anwendung von Bitterstoffen fördert die natürliche Balance zwischen Anspannung und Entspannung. Bitterkräuter helfen dem Körper die ständige Alarmbereitschaft aufzugeben und während der Bitterkur leichter zu einer gesunden Work-Life-Balance zu finden. Denn es ist nicht so einfach, nach langen Perioden von Daueranspannung, Stress, Hektik und Leistungsdruck wieder zur Ruhe zu kommen und bewusst abzuschalten, um dem Organismus eine notwendige Atempause zu gönnen, die Voraussetzung für eine funktionierende Regenerationsfähigkeit ist. Im hektischen Alltag ist Dauerstress schon zur Normalität geworden. Oft nehmen wir gar nicht mehr wahr, wie sehr unser Körper Tag und Nacht unter „Dauerstrom" steht. Bitterkräuter als Kur angewendet, sind ein Impuls für den Organis-

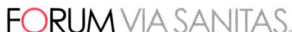

mus zur Ruhe zu kommen und loszulassen. Hier ein Zitat der bekannten Phytotherapeutin Ursel Bühring: „Bitterstoffe sind Mutmacher. Sie eignen sich aufgrund ihrer tonisierenden Eigenschaften gut für Menschen, die ihre Spannkraft verloren haben, lethargisch und antriebslos geworden sind und für Menschen mit Null-Bock-Stimmung oder Mangel an Initiative. Auch bei depressiven Verstimmungen können sie eine gute Unterstützung sein."

Wie läuft`s: Kurprogramm mit pflanzlichen Bitterstoffen.

Wenn Sie Körper, Geist und Seele mal so richtig mit aromatischen Bitterstoffen verwöhnen wollen, empfiehlt sich 1 – 2 mal pro Jahr eine vierwöchige Bitterkur einzulegen. Eine gute Gelegenheit um die wohltuende und vitalisierenden Kraft der pflanzlichen Bitterstoffe einmal bewusst zu erfahren und auszukosten. Wählen Sie einen guten Zeitpunkt, um die Kur auch in den Alltag konsequent und ohne große Mühe integrieren zu können. Gerade Frühjahr und Herbst sind eine gute Zeit: im Frühjahr helfen Bitterstoffe den Stoffwechsel nach einem langen Winter wieder auf Trapp zu bringen und im Herbst aktivieren Bitterstoffe die Immunabwehr, um für die Herausforderungen des Winters gerüstet zu sein.

Ihr persönliches Wohlfühl-Kurprogramm für 4 Wochen:
Basisprogramm:
- Dreimal täglich jeweils eine ½ Stunde vor den Mahlzeiten 15 Tropfen Bittertinktur (z.B. Bittersegen®) in einem halben Glas lauwarmen Wasser lösen und schluckweise trinken. Genießen Sie jeden Schluck der aromatischen Bittermischung bewusst. Halten Sie den letzten Schluck einige Zeit im Mund und erleben Sie wie die Bitterstoffe Ihre Geschmacksknospen auf der Zunge aktivieren.

- Essen Sie während der Kurdauer leichte vitalstoffreiche Kost. Verzichten Sie auf den Verzehr von übersäuernden Nahrungsmittel wie zuviel Fleisch, Weißmehlprodukte, Zucker, Kaffee, Alkohol und Süßigkeiten. Konzentrieren Sie sich auf frisches und regionales Obst und Gemüse, Fisch und leichte Gerichte.

- Essen Sie dreimal täglich. Genießen Sie Ihr Frühstück in Ruhe. Ein warmer Frühstücksbrei, z.B. mit glutenfreien Hafer, Reismilch, Zimt und frischem Obst lässt Sie kraftvoll in den Tag starten. Ein Kräutertee belebt die Sinne. Experimentieren Sie mit den verschiedenen Kräutern, die durchaus genauso belebend wie ein Kaffee sein können. Versuchen Sie Ihre Mittagsmahlzeit in Ruhe einzunehmen und bewusst eine Arbeitspause einzulegen. Abends sollten Sie nur mehr eine kleine Mahlzeit, und die nicht zu spät, einnehmen. Abwechslungsreiche Suppen oder Suppeneintöpfe sind rasch zubereitet. Mit wechselnden Gemüse- und Kräutereinlagen, gut gewürzt, lässt eine wärmende Suppe den Tag gut ausklingen und belastet die Verdauung nicht.

- Vergessen Sie nicht tagsüber ausreichend zu Trinken. 1 ½ - 2 Liter Wasser, am besten stilles Wasser oder gutes Leitungswasser sind bestens geeignet, auch um die Säuren und Schlackenstoffe aus dem Körper zu spülen. Trinken Sie Ihr Wasser nicht zu kalt und zwischen den Mahlzeiten, um die Verdauungssäfte nicht zu verdünnen. Stellen Sie sich einen Krug Wasser auf den Schreibtisch und nehmen Sie eine Wasserflasche für unterwegs mit, um nicht auf das Trinken zu vergessen und einen Überblick über Ihre Trinkmenge zu haben.

Was können Sie zusätzlich tun:
- Unterstützen Sie Ihre vierwöchige Bitterkur mit einer aktiven Entsäuerung. Bitterstoffe selbst haben bereits eine gute entsäuernde Wirkung. Um den entgiftenden und stoffwechselanregenden Effekt der Kur zu verstärken und auch wenn Sie abnehmen wollen und daher Ihre

tägliche Kalorienmenge während der Kur reduziert haben, kann die zusätzliche Einnahme eines Basenpulvers die Entsäuerung des Körpers unterstützen. Abends vor dem Zubettgehen einen Teelöffel Basenpulver in Wasser gelöst (z.B. Urbase I, Basen-Mineral-Mischung) trinken. Die aktive Entsäuerung durch die zusätzliche Einnahme eines Basenpulvers unterstützt die Wirkung der Bitterkur noch zusätzlich. Sie begünstigt die körpereigenen Regulationsvorgänge und hilft dem Körper Giftstoffe leichter loszuwerden.

- Nutzen Sie die Kurdauer um Ihren Lebensstil und Ihre Work-Life-Balance zu überdenken und den Fokus bewusst auf Ihre Gesundheit zu legen. Achten Sie auf einen gesunden Rhythmus, vor allem was den Tag-Nacht-Rhythmus betrifft. Gehen Sie nicht zu spät ins Bett und achten Sie darauf genügend Schlaf zu bekommen. Geben Sie sich einen Ruck und machen Sie abends einen Spaziergang oder eine Runde mit dem Rad, statt vor dem Fernseher am Sofa abzuhängen. Moderate Bewegung vor dem Schlafengehen hilft den stressigen Tag abzuschließen um abschalten zu können – die Schlafqualität verbessert sich durch dieses Bewegungsritual an frischer Luft erheblich. 1 - 2 mal die Woche Sport ist ebenfalls ein wichtiger Gesundheitsfaktor, sollte aber nicht abends vor dem Schlafengehen eingeplant werden.

- Zu guter Letzt wollen wir auch auf die Atmung nicht vergessen. Die meisten Menschen verbringen Ihren Alltag mit sitzender Tätigkeit am Schreibtisch oder im Auto. Dabei kommt eine gute Atmung oft zu kurz. Stehen Sie zwischendurch öfters auf, räkeln und strecken Sie sich und atmen Sie tief aus und ein. Auch Spazierengehen oder Wandern unterstützt eine rhythmische und tiefe Atmung, die viel Sauerstoff in den Körper bringt. Die Atmung ist wichtig um Kreislauf, Stoffwechsel, die Entsäuerung und das vegetative Nervensystem zu unterstützen. Gewöhnen Sie sich daran, mehrmals am Tag bewusste und belebende Atemübungen einzuschieben.

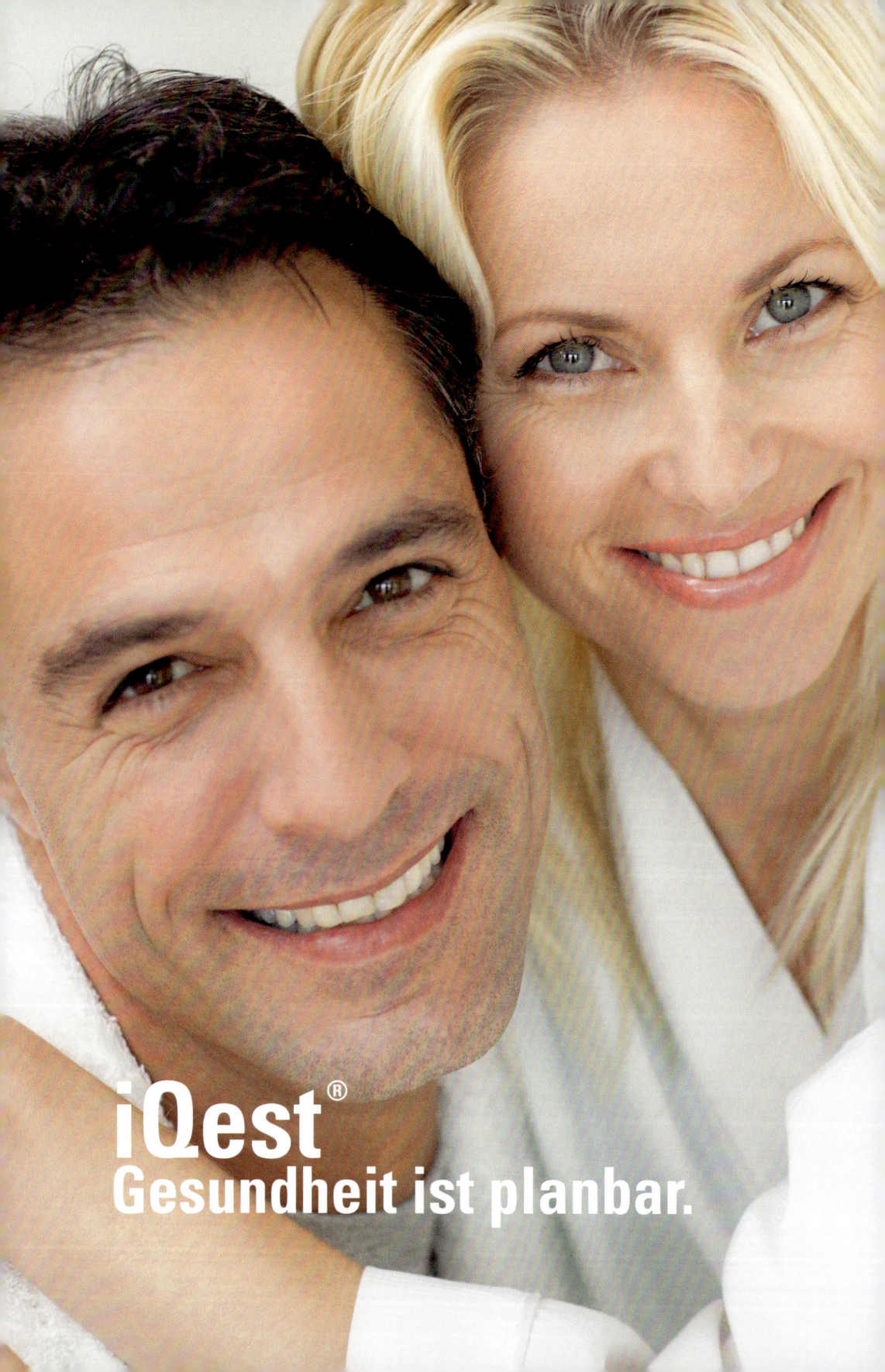

iQest®
Gesundheit ist planbar.

Weg der Gesundheit.

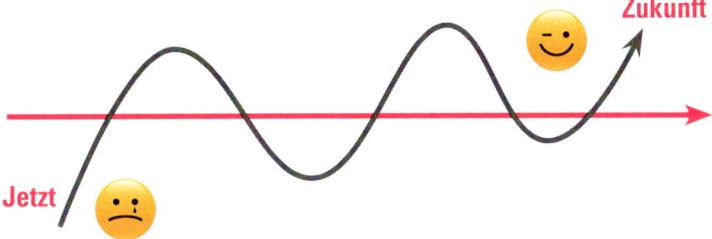

Ganzheitliche Diagnose

iQest® erfasst Ihren aktuellen Gesundheitsstatus ganzheitlich unter Berücksichtigung von 7 Organkreisen und hilft Ihr persönliches Gesundheitsrisiko rechtzeitig zu erkennen.

Innovative Technik. Schmerzfrei. Nicht invasiv. Anschauliche Auswertung.

Individuelle Gesundheitsempfehlungen

iQest® zeigt Ihnen, was Sie konkret für Ihre Gesundheit tun können. Unter Berücksichtigung Ihres individuellen Lebensstils und aktueller wissenschaftlicher Daten aus den Bereichen Medizin, Biochemie und Ernährungsphysiologie.

Mehr Informationen
www.forumviasanitas.org/iqest

Literaturverzeichnis

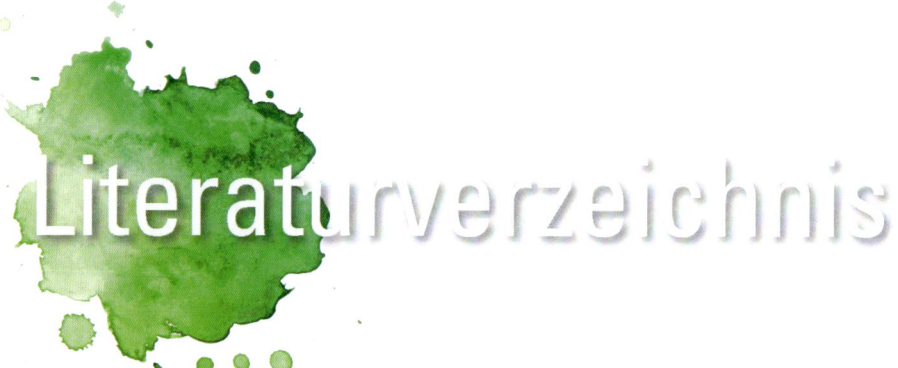

C. Baumann
Darm-natürlich gesund
Ein praktischer Ratgeber mit Rezepten
aus der Naturheilkunde, AT Verlag 2016

S. Bäumler
Heilpflanzen – Praxis heute
Bd. 1: Arzneipflanzenportraits, 2. Aufl.
Urban & Fischer 2012, Bd. 2: Rezepturen und Anwendungen,
2. Aufl. Urban & Fischer 2013

H. Brinkmann, K. Wißmeyer, B. Gehrmann,
W.-G. Koch, C. Tschirch
**Phytotherapie für die Kitteltasche –
Rationale Empfehlungen für die
Behandlung**
2. Aufl., Wissenschaftliche Verlags-
gesellschaft, Stuttgart 2016

U. Bühring
**Praxis-Lehrbuch Heilpflanzenkunde:
Grundlagen - Anwendung - Therapie**
Haug Fachbuch, 2014

V. Fintelmann, R. Weiss, K. Kuchta
Lehrbuch Phytotherapie
13. Auflage, Haug Verlag, Stuttgart 2016

H. Fischer-Reska
**Die Bitterstoff-Revolution:
Natürliche Vorsorge und sanfte
Heilung über den Darm**
Südwest Verlag 2005

A. Hammering
Gut, Besser, Bitter. Power für den Darm
Südwest Verlag, 2016

H. Schilcher (Hrsg.)
Leitfaden Phytotherapie
5. Auflage, Elsevier Urban & Fischer,
München 2016

Schönfelder, P. Schönfelder
**Das neue Handbuch der Heilpflanzen -
Botanik, Arzneidrogen, Wirkstoffe,
Anwendungen**
2. Aufl., Franckh-Kosmos Verlag,
Stuttgart 2011

F. Überall, A. Überall
**Ess-Medizin: Das für dich richtige
Essen ist die beste Medizin. Gesund
bleiben. Beschwerden lindern.
Krankheiten heilen.**
Nymphenburger Verlag, 2015

F. Überall, A. Überall
**Ess-Medizin für dich: Der eigene Weg zur richtigen
Ernährung.**
Nymphenburger Verlag, 2017

F. Überall, A. Überall
**EssMedizin für ein gesundes Kind:
Die richtige Ernährung für Kinder
und für Jugendliche**
Nymphenburger Verlag, 2019

W. Blaschek (Hrsg.), M. Wichtl (Begr.)
**Wichtl - Teedrogen und Phytopharmaka
Ein Handbuch für die Praxis**
6. Aufl., Wissenschaftliche Verlagsgesellschaft 2016

Publikationen

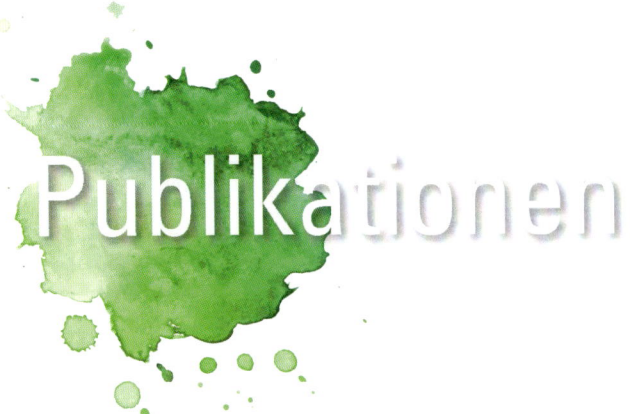

1) Wermut (Artemisia absinthium) unterdrückt den Tumor-Nekrose-Faktor alpha und beschleunigt die Heilung bei Patienten mit Morbus Crohn. Eine kontrollierte klinische Studie. Krebs S 1, Omer TN , Omer B . Phytomedizin. 2010 Apr; 17 (5): 305-9. Doi: 10.1016 / j.phymed.2009.10.013. Epub 2009 3. Dezember

2) PADMA 28 moduliert den Interferon-gamma-induzierten Tryptophan- Abbau und die Neopterin-Produktion in humanen PBMC in vitro. Neurauter G 1 , Wirleitner B , Schröcks K , Schennach H , Ueberall F , Fuchs D . Int Immunopharmacol. 2004 Jun; 4 (6): 833-9.

3) Vergleich der Wirkung von Lavendel und Bitterorange auf die Schlafqualität bei postmenopausalen Frauen: eine dreifach blinde, randomisierte, kontrollierte klinische Studie. Kamalifard M 1 , Farshbaf-Khalili A 2 , Namadian M 1, Ranjbar Y 3 , Herizchi S 4 . Frauengesundheit. 2017, 27. Juli: 1-15. Doi: 10.1080 / 03630242.2017.1353575. [Epub vor Druck]

4) Antiulcerogenic effect of some gastrointestinally acting plant extracts and their combination. Khayyal MT, et al (2001). Arzneimittelforschung. 51(7):545-53.

5) Gastroprotective effects of bitter principles isolated from Gentian root and Swertia herb on experimentally-induced gastric lesions in rats. Niiho Y, et al (2006). J Nat Med. 60:82–88.

6) Analysis of iridoids, secoiridoids and xanthones in Centaurium erythraea, Frasera caroliniensis and Gentiana lutea using LC–MS and RP-HPLC. Aberham A, et al (2011). J Pharm Biomed Analysis. 54:517–525.

7) Inhibition of aldose reductase by Gentiana lutea extracts. Akileshwari C, et al (2012). Exp Diabetes Res. 2012:147965.

8) Free radical scavenging activities of yellow gentian (Gentiana lutea L.) measured by electron spin resonance. Kusar A, et al (2006). Hum Exp Toxicol. 25(10):599-604.

9) Comparison of the effectiveness of fennel and mefenamic acid on pain intensity in dysmenorrhoea. Modaress Nejad V, Asadipour M (2006). East Mediterr Health J. 12(3-4):423-7.

10) Oral fennel (Foeniculum vulgare) drop effect on primary dysmenorrhea: Effectiveness of herbal drug. Iran J Nurs Midwifery Res. 2013 Mar;18 (2):128-32. Bokaie M, et al (2013).

11) Anderson R.A. et al (2004): Isolierung und Charakterisierung von Polyphenol Typ A Polymer aus Zimt mit insulinähnlicher, biologischer Wirksamkeit. J. Agric. Food Chem. 52:65-70

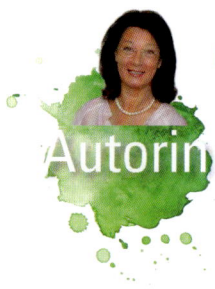

Ulrike Köstler

wurde in Wien geboren. Bereits von Kindesbeinen an brannte ihre Leidenschaft für die heilkräftigen Schätze der Natur. Kräuter und Heilpflanzen aller Welt zu erkunden und für die Gesundheit anwendbar zu machen, war von jeher ihr zentrales Interesse. Mehrjährige Diplomausbildungen für Traditionelle Chinesische Medizin und für Traditionelle Europäische Medizin sowie ein Studium für Natural Medicine an der Donauuniversität Krems bildeten den theoretischen Grundstock dazu.

Als Vorstand des FORUM VIA SANITAS engagiert sie sich in Vorträgen, Webinaren und Publikationen für die Verbreitung des heilenden Wissens zu Nähr- und Pflanzenstoffen.

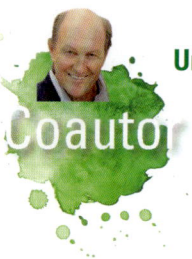

Univ. Prof. Mag. Dr. PhD Florian Überall

ist in Kitzbühel geboren. Er ist Universitätsprofessor für Medizinische Biochemie am Zentrum für Chemie und Biowissenschaften an der Medizinischen Universität in Innsbruck. Als Biochemiker und Mikrobiologe verfügt er über eine langjähriger Erfahrung in molekularer Krebs- und Naturstoffforschung, Umweltbiochemie und Ernährungslehre. Er engagiert sich intensiv für die tibetische Medizin und ist langjähriges Mitglied des Beirates für Traditionelle Asiatische Medizin des Österreichischen Gesundheitsministeriums.

Als Mitglied des Fachsenats des FORUM VIA SANITAS repräsentiert er die „EssMedizin nach Prof. Überall", die altes Wissen mit neuen Erkenntnissen der modernen Ernährungsbiochemie vereint. Er ist, gemeinsam mit seiner Frau Andrea, Autor der Bestseller „EssMedizin", „EssMedizin für dich" und „EssMedizin für ein gesundes Kind".

FORUM VIA SANITAS.

Bitterstoffe für ein gesundes Leben!

Holen Sie sich gleich Ihre praktische Anleitung zur Bitter-Kur.

Wertvolle Tipps, wie Sie Bitterstoffe in Ihr persönliches Leben integrieren können, finden Sie in unserem aktuellen Bitter-Kur-Programm von Ulrike Köstler.

Bitter-Kur für Gesundheit, Wohlbefinden und Vitalität

Eine Bitter-Kur ist nicht nur gesund. Sie macht vor allem auch Spaß! Wie die Kur abläuft und was Sie dabei zu beachten haben, erfahren Sie auf unserer Webseite – gleich kostenlos downloaden: www.forumviasanitas.org/bitterstoffe, Leser-Code: Bitter-Kur

Was Sie noch auf unserem Online-Portal finden:

- iQest – Gesundheit ist planbar. Ihr Gesundheits-Check: www.forumviasanitas.org/iqest
- Webinare
- Events
- Nährstoffwissen
- Geprüfte Bezugsquellen

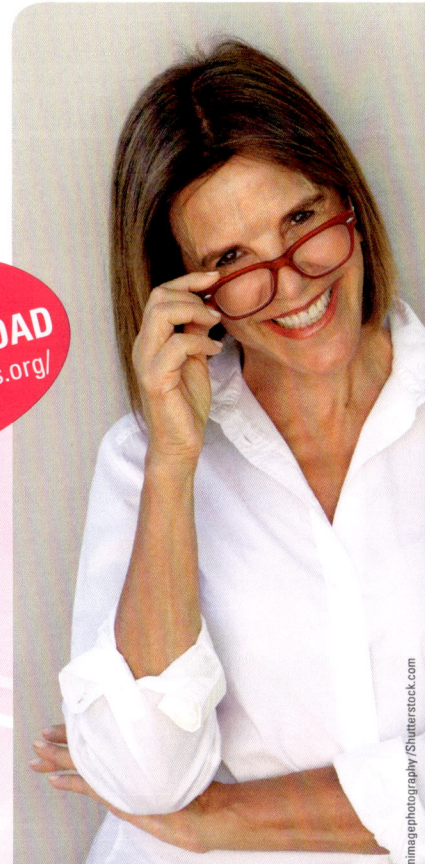

BITTERKUR GRATIS DOWNLOAD
www.forumviasanitas.org/bitterstoffe

FORUM VIA SANITAS.

Höglwörthweg 82, 5020 Salzburg
Telefon: +43 (0) 662 - 26 20 01
Telefax: +43 (0) 662 - 26 20 01 - 9
E-Mail: office@forumviasanitas.org

Wir danken unserem Sponsor.

LIFE LIGHT Handels GmbH
Via Sanitas 1, AT - 5082 Grödig/Salzburg
Hotline: +43 (0) 662 628 628
Deutschland: +49 (0) 8651 7620 630
Schweiz: +41 (0) 31 911 55 22
info@lifelight.com, www.lifelight.com

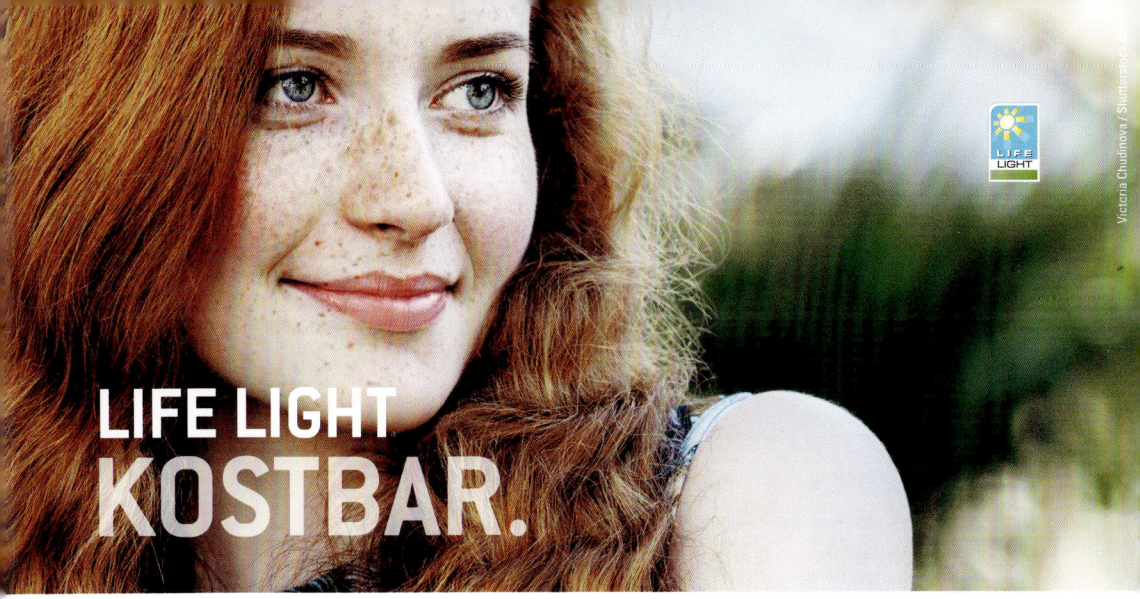

LIFE LIGHT
KOSTBAR.

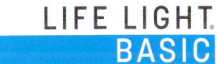
LIFE LIGHT BASIC

BITTERSEGEN KRÄUTERBITTER

Kräuterbitter aus erlesenen Kräutern und Gewürzen nach alter Klosterrezeptur.

- Mischung aus heimischen, chinesischen, sowie indisch-ayurvedischen Kräutern- und Gewürzextrakten
- mit natürlichen Bitterstoffen

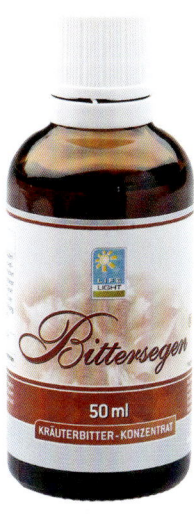

Art.Nr.: 20133

Erhältlich bei Ärzten, Therapeuten und im gut sortierten Fachhandel.

www.lifelight.com

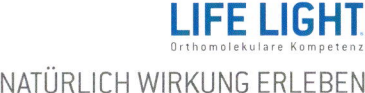
LIFE LIGHT Orthomolekulare Kompetenz

NATÜRLICH WIRKUNG ERLEBEN

FORUM VIA SANITAS.
Verein für Orthomolekulare Medizin und Naturheilkunde

Höglwörthweg 82, 5020 Salzburg

Telefon: +43 (0) 662 - 26 20 01
Telefax: +43 (0) 662 - 26 20 01 - 9

E-Mail: office@forumviasanitas.org
ZVR-Zahl: 067786042 LPD Salzburg

V1.0. Like us on www.facebook.com/forumviasanitas **www.forumviasanitas.org**